LOW FAT 30

ABNEHMEN UND GENIESSEN

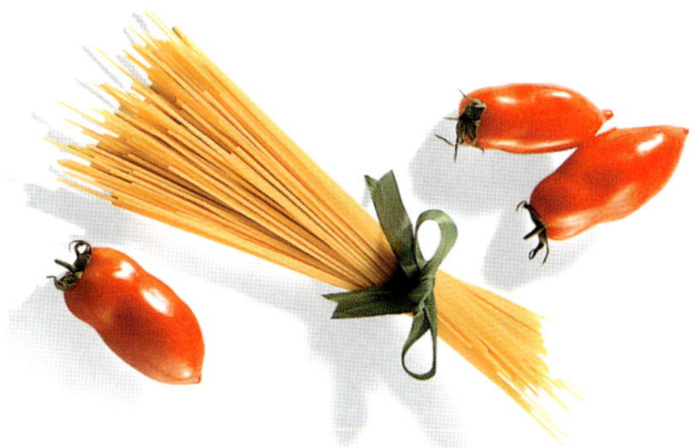

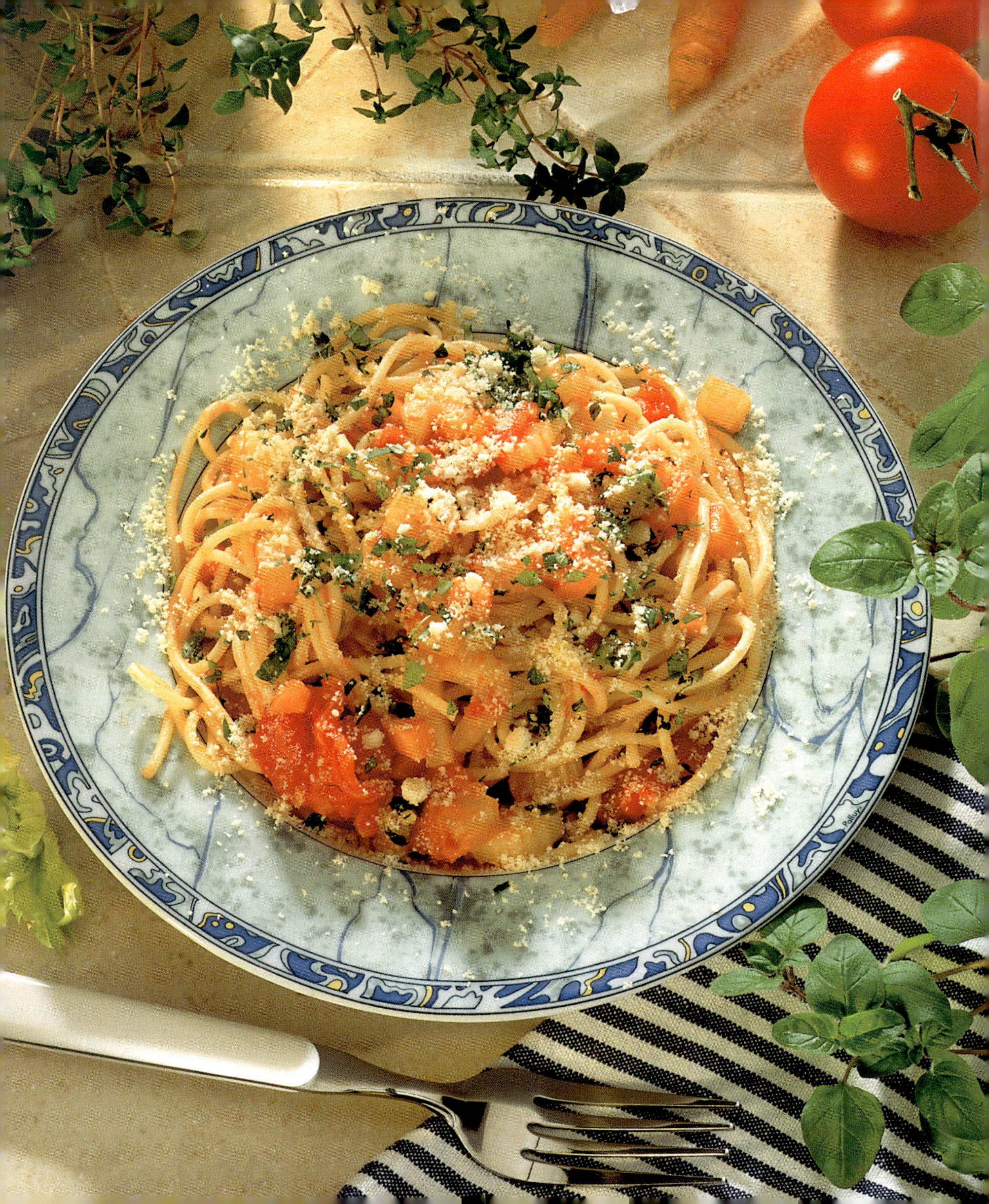

Gabi Schierz · Gabi Vallenthin

Low Fat 30

Abnehmen und Geniessen

Bassermann

Inhalt

Einleitung

Rezepte

Anhang

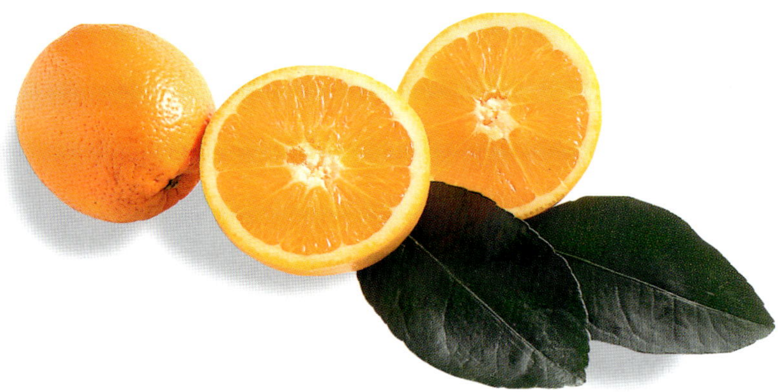

Leichter leben mit LOW FETT 30

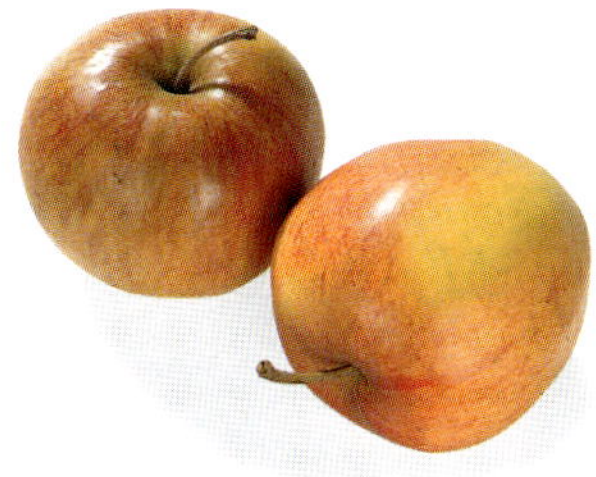

Sie fühlen sich zu dick? Und fit sind Sie auch nicht! Dabei haben Sie schon diverse Diäten durchprobiert! An der Disziplin hat es nicht gelegen, der Abnehmerfolg war sicher da ... aber danach? Kaum wieder im normalen Trott kletterte der Zeiger der Waage munter nach oben. Und nach einem Jahr war es mehr als zuvor.

Willkommen im Club! Das geht fast allen so. Zeitlich befristete, kalorienreduzierte Diäten, wie sie überall propagiert werden, sind nämlich leider bei den meisten Menschen für die Katz. Allerdings nicht, weil sie keinen Erfolg bringen, sondern weil die Rückkehr ins normale Leben eben auch mit der Rückkehr zu alten Ernährungsweisen einhergeht.

Wenn man sich vor Augen führt, wie viel Disziplin für das Einhalten einer kalorienreduzierten Diät nötig ist, um jeden Bissen zu wiegen, abzumessen, Kalorien einzusparen und zu hungern, wenn man am eigenen Leib erlebt hat, wie die gute Laune verloren geht, und der Körper auf Sparflamme verbrennt, wie schlapp und flau man sich fühlt, dann sollte man meinen, daß der so „erleichterte“ Diätlebende alles daransetzen wird, nicht wieder zuzunehmen. Würde er ja auch gerne: Die Frage ist nur: WIE?

Raucher haben es da vergleichsweise leicht: Sie müssen sich nur keine Zigarette mehr anmachen. Aber wer kann schon leben, ohne zu essen? Wie das richtige Maß finden?!

Probieren Sie einfach mal unser LOW FETT 30-Programm aus ... das Tolle daran: Sie haben keinen Hunger mehr. Sie müssen auch nicht auf die Dinge verzichten, die das Essen so schön machen ... Sie dürfen richtig lecker essen, auch Süßigkeiten, Kuchen, Eis ... wann Sie wollen und weit mehr als bei jeder kalorienreduzierten Diät, die Sie jemals gemacht haben.

Das Beste daran aber ist: Man kann vor allem auf Dauer leicht nach dem LOW FETT 30-Prinzip leben. Sie müssen nur ein paar Tips beherzigen und die Schwerpunkte beim Einkauf und der Zubereitung von Nahrungsmitteln anders setzen. Der Erfolg: Sie nehmen nicht mehr zu ... sondern pendeln sich irgendwann auf Ihrem persönlichen Gewicht ein. Daß Sie dann nicht unbedingt die Maße eines Supermodels haben, damit müssen Sie leben. Lernen Sie sich selbst zu akzeptieren... besser noch: Lernen Sie, sich richtig zu mögen. Denn die ewige Selbstkritik ist noch zermürbender als die Kritik von anderen. Schauen Sie in den Spiegel und sagen Sie: „Ich find Dich Klasse! Du bist nett, erfolgreich und siehst gut aus ..." Das Tolle daran ist: Wenn man sich das eine Weile selbst sagt, strahlt man das auch aus!

Bewegen Sie sich mehr

Unterstützen Sie Ihre persönliche Wunschfigur durch mehr Bewegung. So verbrennen Sie Fett, kräftigen Ihre Muskulatur und erreichen in dieser Zeit auch nicht Ihren Kühlschrank. Aber: Übertreiben Sie es nicht? Wer ist schon in der Lage, sein Leben von heute auf morgen komplett umzukrempeln und ein Sportcrack zu werden? Wir werden Ihnen zeigen, wie Sie kontrolliert und mit Augenmaß wieder Spaß an der Bewegung bekommen (ab Seite 120).

Was bedeutet LOW FETT 30?

LOW FETT 30 ist ein Label für die Nahrungsmittel, deren Kalorien aus Fett 30% der Gesamtkalorien nicht überschreiten (wie man das rechnet, zeigen wir Ihnen ab Seite 14). Die Deutsche Gesellschaft für Ernährung und namhafte Wissenschaftler empfehlen diesen „Grenzwert", um den Körper nicht mit Fett zu überlasten. LOW FETT 30 unterscheidet sich durch diese konkrete Aussage von allgemeinen Bezeichnungen wie „LOW FAT", „fettarm", „Light" oder „Diät". Diese Namenszusätze beziehen sich in der Regel auf ein Ursprungsprodukt und die Anforderung ist nur, daß die leichte Version 40% weniger Fett als das Original haben muß. In vielen Fällen bedeutet das, daß das „leichte" Produkt immer noch viel zu viel Fett enthält, als daß es Ihrer Figur guttäte.

LOW FETT 30 funktioniert überall

Die Erfahrungen, die Sie mit dem LOW FETT 30-Prinzip sammeln, können Sie auch bei Geschäftsessen, Hotelaufenthalten und Urlaubsreisen anwenden, Sie müssen nicht auf nette Parties verzichten und müssen auch niemandem von Ihrer Ernährungsumstellung erzählen. Nach ein paar Wochen wird man Sie nur fragen, wie Sie das mit dem Abnehmen denn machen!

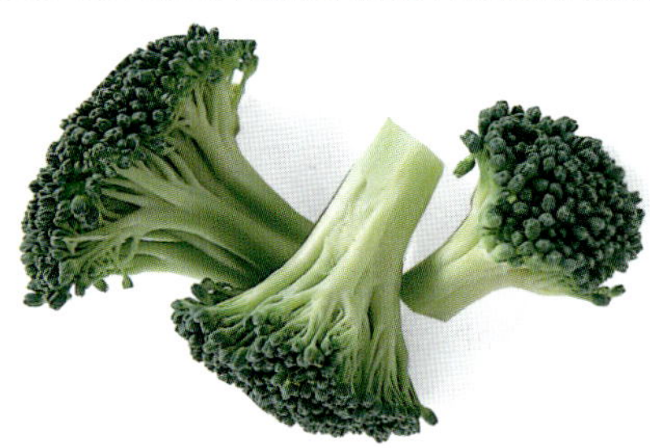

Bei LOW FETT 30 gibt es kein MUSS !
Hier wird Ihnen niemand vorschreiben, was Sie zu tun und zu lassen haben. Sie sind für Ihre Figur, Ihr Wohlbefinden und Ihre Gesundheit selbst verantwortlich und niemandem Rechenschaft schuldig, außer eben sich selbst. Wenn Ihnen also mal nach einer Schlemmerorgie mit allen Schikanen zumute ist: Nur zu! Solange solche Ausrutscher die Ausnahme bleiben, und Sie danach mit LOW FETT 30 weitermachen, riskieren Sie damit auch nicht Ihre neue Figur. Probieren Sie's einfach aus!

Energiezufuhr ⇔ Energieverbrauch

Nahrung besteht aus drei Grundbausteinen: aus Kohlenhydraten, Eiweiß und Fett. Diese einzelnen Nahrungselemente werden im Rahmen der Verdauung zerlegt. Daraus bezieht der Körper dann die Energie, um seine Lebensfunktionen (zum Beispiel Herzschlag, Körperwärme, Atmung, Zellversorgung) aufrechtzuerhalten (Grundumsatz) und um Leistung zu ermöglichen. Der Grundumsatz ist abhängig vom Geschlecht, vom Alter, von Körpergewicht und -größe sowie der Muskel/Fett-Verteilung.

Mit zunehmendem Alter nimmt der Grundumsatz ab, Männer haben einen höheren Grundumsatz als Frauen, dicke haben – absolut gesehen – einen höheren Grundumsatz als Schlanke. Bei gleichem Körpergewicht ist der Umsatz des Sportlichen höher als der des Untrainierten.

Der Kaufmann würde den Grundumsatz als „Fixkosten" bezeichnen und den Leistungsumsatz als die „variablen Kosten". So läßt sich auch der Leistungsumsatz kurzfristig beeinflussen ... wobei der „Grundumsatz" schwerer zu verändern ist.

Der Energieverbrauch kann gesteigert werden, indem man vom Körper zusätzliche Leistung verlangt. Es war in allen Kulturen zu allen Zeiten für das blanke Überleben immer wieder nötig, in „guten" (nahrungsreichen) Zeiten Depots für schlechte anzulegen ... unser Körper hat den Sprung in die moderne Industriegesellschaft mit vollen Regalen, gefüllten Tiefkühlschränken und jede Woche wechselnden Angeboten im Supermarkt nicht mitgemacht, und legt überschüssige Nahrung in Fettdepots an, mit denen wir dann anschließend zu kämpfen haben.

Anhand einer einfachen Übersicht wird das Prinzip klar:

Nahrungszufuhr minus Grundumsatz minus Leistungsumsatz ergibt einen Wert, der plus, null oder minus ist.

Nahrungszufuhr	1500	2200	2900
Grundumsatz	1650	1650	1650
Leistungsumsatz	550	550	550
Differenz	- 700	0	+ 700
Auswirkung	Gewichtsabnahme	stabiles Gewicht	Gewichtszunahme

Gewichtsentwicklung bei unterschiedlicher Energiezufuhr

Da wir am Grundumsatz wenig ändern können, bestimmen also die Variablen „Nahrungszufuhr" und „leistungsabhängiger Energiebedarf" unser Gewicht.

Es ist wie beim Einstellen einer Maschine: Um abzunehmen muß man „nur" an diesen beiden „Schräubchen" drehen, damit sich das Gewicht verändert.

Fett macht fett ... nicht satt

Wenn unsere Energie nicht mehr reicht, sinkt der Blutzuckerspiegel ab und wir bekommen Hunger. Die Folge: Wir plündern den Kühlschrank oder greifen zur Tafel Schokolade (Nervennahrung!). Sind wir unterwegs, gönnen wir uns die Currywurst mit Pommes rot/weiß.

Dabei gäbe es eine Menge Nahrungsmittel, die besser geeignet wären, uns wieder mit Energie zu versorgen. Was daran schuld ist, daß wir immer wieder das Falsche essen, sei dahingestellt. Fakt ist, daß wir bei dem Versuch, auf die Schnelle unseren Energiemangel zu beheben, Nahrungsmittel auswählen, die uns zu wenig schnell verfügbare Energie liefern, dafür aber viel Fett. Besonders dramatisch daran ist, daß Fett nicht nur mehr als doppelt soviel Kalorien hat wie Kohlenhydrate und Eiweiß, sondern zudem ein geringeres Volumen. Fett macht daher auch nicht so satt.

Außerdem kann es direkt und mit minimalem Energieverlust in die Fettdepots des Körpers eingebaut werden, im Gegensatz übrigens zu Kohlenhydraten, deren Brennwert sich um 25% durch den Umbauprozeß verringert, wenn sie als Fett gespeichert werden sollen.

Das hat diverse Folgen: Statt satt zu werden und zufrieden, haben wir bei fetten Nahrungsmitteln schnell wieder Hunger und werden dick. Langeweile und Frust sind ebenfalls häufige Auslöser, sich irgendwas in den Mund zu schieben. Es kommt viel zu oft vor, daß man ißt, weil gerade Mittagszeit ist, weil man eingeladen wurde oder weil einer einen ausgibt, und nicht, weil man Hunger hat. Auf diese Weise essen wir über unseren Energiebedarf hinaus. Die Folge: Eine positive Energiebilanz und wieder ein Kilo mehr auf der Waage.

Hungerkuren bringen nichts

Am Tage X, wenn sich unsere fatalen Ernährungsgewohnheiten nicht mehr vertuschen lassen, schreiten wir zur Diät. Die guten Vorsätze sind da, ein Plan muß noch her, und von da an kämpfen wir um jeden Krümel und halten eisern Disziplin. Der Erfolg tritt meist auch recht rasch ein, wir fühlen uns zwar ziemlich kaputt und schlapp, aber der Schritt auf die Waage zeigt: Es hat sich gelohnt. Daß die Hälfte des Ergebnisses auf Wasserverlust zurückzuführen ist und wir bei unserer Diät womöglich mehr Muskelmasse als Fettmasse abgebaut haben, verdrängen wir großzügig. Nach einer Weile hat sich unser Körper jedoch an die permanente Unterversorgung gewöhnt und schaltet auf Sparflamme (er weiß ja nicht, wie lange die schlechten Zeiten anhalten). Er schafft es, auch aus einem stark verminderten Nahrungsangebot noch genügend Energie rauszuholen, läßt uns vielleicht ein bißchen frieren, sorgt noch für schlechte Laune, aber: Er kommt irgendwie damit aus. Der Erfolg: Das Abnehmen stagniert. Der Frust ist entsprechend.

Am Ende der Diät, wenn man zum „normalen“ Leben zurückkehrt, wird er alles daransetzen, sein Defizit schnell wieder auszugleichen. Und weil er gelernt hat, mit wenig auszukommen, gelingt es ihm nun, aus dem Nahrungsangebot noch mehr „Profit“ zu schlagen. Resultat: Wir nehmen noch ein bißchen schneller zu. Diejenigen, die schon diverse Diäten „durchgezogen“ haben, müssen mit dem Pech leben, daß sie weit weniger essen dürfen, weil der Körper immer ökonomischer mit dem Nahrungsangebot umgeht.

Dieses Rauf und Runter, das als Jo-Jo-Effekt in jedem Diätbuch beschrieben ist, ist nicht nur unglaublich frustrierend, sondern auch eine enorme Belastung für unseren gesamten Organismus. Von dem Ärger, drei verschiedene Konfektionsgrößen in den Schränken hängen zu haben, einmal ganz abgesehen.

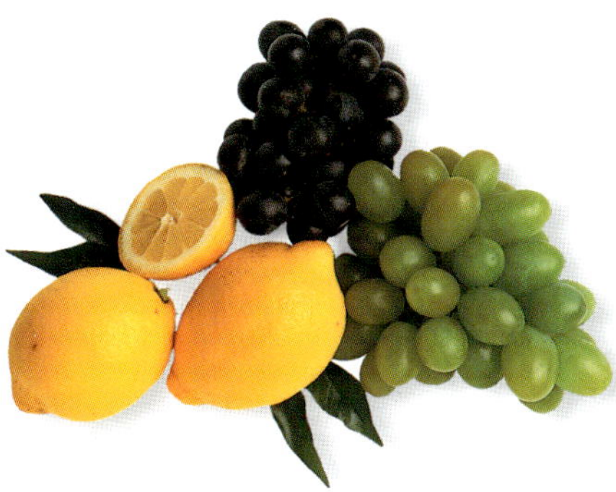

Das LOW FETT 30-Erfolgskonzept!

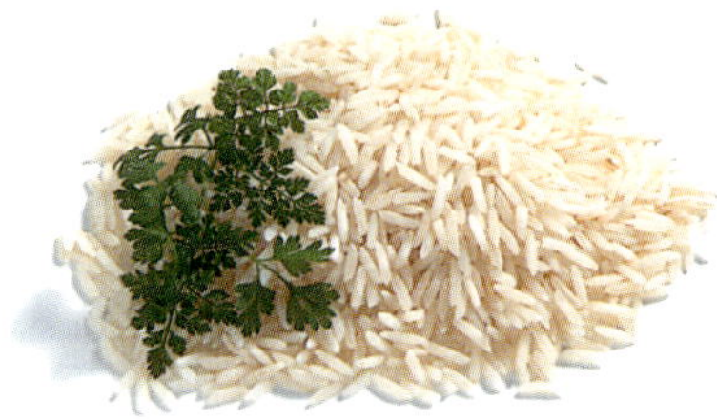

Das Erfolgskonzept besteht aus vier einfachen Maßnahmen. Nach diesen Richtlinien ist es viel einfacher abzunehmen als mit jedem Diätplan, den Sie bislang kennengelernt haben.

Erfolgskonzept

Mit diesen Maßnahmen haben Sie Erfolg:

1. Die Nahrungsmittel bevorzugen, die schnell Energie liefern: Kohlenhydrate

2. Die Nahrungsmittel einschränken, die fett machen: Fett

3. So viel essen, daß der Körper nicht anfängt zu sparen.

4. Den Energiebedarf des Körpers durch Bewegung erhöhen.

Regel (1): Mehr Kohlenhydrate

Energielieferanten, die in erster Linie satt machen, sind Kohlenhydrate, die wir in Brot und Kartoffeln, Nudeln, Reis und Hülsenfrüchten, Obst und Gemüse finden. Von ihnen können Sie bedenkenlos essen, soviel Sie wollen, ohne daß es Ihrer Figur schadet. Kohlenhydrathaltige Lebensmittel machen satt, nicht dick. Sie geben uns Wärme, gute Laune und Power. Im Idealfall haben sie einen Anteil von rund 60% (DGE) an unserer Nahrung.

Vollwertig – noch besser

Je vollwertiger das jeweilige Lebensmittel ist, also Vollkornbrot statt Weißbrot, Vollkornnudeln anstelle von weißen Nudeln, Vollkornreis statt poliertem Reis, desto höher ist der Anteil an Ballaststoffen. Ballaststoffe sorgen für einen wohlig gefüllten Magen, halten länger satt und tragen zu einer geregelten Verdauung bei.

Regel (2): Weniger Fett

Fett ist der Nährstoff, den der Körper am leichtesten speichern kann. Er braucht ihn als Schutz, als Isolation und als Reserve für schlechte Zeiten. Fettdepots werden überwiegend aus Nahrungsfetten aufgebaut. Egal, um welche Gruppe von Lebensmitteln es sich handelt: Vom Fertiggericht bis hin zu Süßigkeiten gibt es Lebensmittel mit viel und Lebensmittel mit wenig Fett. Es reicht völlig aus, sich einfach ein bißchen umzuorientieren (LOW FETT 30-Tabelle ab Seite 110).

Man unterteilt die Nahrungsfette nach dem unterschiedlichen Aufbau ihrer Fettsäuren.

1. Gesättigte Fettsäuren stecken in Tierprodukten wie Milch, Fleisch oder Eiern. Sie sind für die Höhe des Cholesterinspiegels im Blut verantwortlich.

2. Einfach ungesättige Fettsäuren sind in Pflanzenölen wie Rapsöl oder Olivenöl enthalten. Einfach ungesättigte Fettsäuren senken den Cholesterinspiegel im Blut.

3. Mehrfach ungesättigte Fettsäuren finden Sie in Pflanzenölen wie Leinöl, Rapsöl, Sojaöl (Linolensäure) und Maiskeimöl, Distelöl und Sonnenblumenöl (Linolsäure). Sie liefern lebenswichtige Bausteine für die Herstellung von Hormonen und Abwehrstoffen.

Generell läßt sich sagen: Je härter ein Fett um so gesättigter ist es. Lange Zeit glaubte man, je mehr man den Schwerpunkt auf ungesättigte Fettsäuren legt, um so besser wäre das für den Organismus. Das ist keineswegs so. Wichtig für eine gesunde Ernährung ist die Aufnahme der drei Fettsäuretypen zu etwa gleichen Teilen.

Regel (3): Hungern Sie nicht

Essen Sie sich satt, damit der Körper nicht auf Sparflamme geht, aber essen Sie sich mit Kohlenhydraten satt. Sie werden merken: Das hält Sie bei guter Laune und dennoch schwinden die Pfunde. Zählen Sie also keine Kalorien, sondern halten Sie die „Schallmauer“ ein: LOW FETT 30 – maximal 30% der Kalorien aus dem Fett. Wenn das einzelne Lebensmittel nicht mehr als 30% der Kalorien aus dem Fett hat, können Sie gar nichts falsch machen. Essen Sie sich immer satt, ohne sich vollzufressen.

Regel (4): Den Energiebedarf des Körpers erhöhen

Der Körper braucht Energie für „Grundfunktionen“ wie zum Beispiel den Erhalt der Körpertemperatur oder seinen Pulsschlag, zusätzlich benötigt er Energie für jede Form von Bewegung. Sie können beim Grundumsatz etwas tricksen, indem Sie die Zimmertemperatur um 2 °C senken, kühler duschen, bewußter atmen. Der Körper muß dann „nachlegen“, verbraucht so mehr Energie.

Vor allem sollten Sie sich dynamischer bewegen oder gezielt ein Bewegungsprogramm beginnen. Ob Sie dazu schwimmen gehen oder in ein Fitneßstudio besuchen, entscheidet Ihr persönlicher Geschmack.

Für den Anfang reicht es, systematisch die Treppen anstelle des Fahrstuhls zu nehmen und alles mit ein bißchen mehr Tempo zu machen. Nicht mehr bummeln, sondern walken, nicht das Auto nehmen, sondern das Fahrrad, nicht nur die Kinder an die frische Luft schicken, sondern selbst mitmachen. Und wenn der innere Schweinehund zu groß ist: Mobilisieren Sie ein paar Freunde, die das gleiche Problem haben. Dann ist es leichter.

Blinder Eifer schadet nur

Für das LOW FETT 30-Programm brauchen Sie keinen Diätplan ... Sie können es in Ihr normales Leben integrieren. Wir geben Ihnen die notwendigen Informationen und hoffentlich genügend Mut, um die Diätschranken aus dem Kopf zu verbannen. Verabschieden Sie sich gleichzeitig von dem Traum, in 14 Tagen aufzuwachen und statt der heutigen Speckröllchen eine Wespentaille vorzufinden. Ihre Figur zu verändern, dauert wohl etwas. Es geht sanft, aber stetig.

Gewaltaktionen, egal ob beim Essen oder beim Sport, haben Sie wahrscheinlich schon oft genug – mit kurzfristigem Erfolg – gemacht.

Wir neigen aus Übereifer oder falsch verstandenem Perfektionismus dazu, radikalen Lösungen zu folgen, und vergessen, daß unser Körper eine gesunde Mischung braucht und keine Extreme. „Die Dosis macht das Gift" ... dieser Satz des Paracelsus hat bei der Ernährung wie beim Sport seine Berechtigung.

Der Körper befindet sich in einem ständigen Fluß: Energieabbau, Zellerneuerung, Atmung auf der einen Seite, Nährstoffzufuhr, Aufbau von Reserven auf der anderen Seite. Extreme Eingriffe, gleichgültig ob es sich um eine strenge Diät oder ein üppiges Gelage handelt, quittiert der Körper mit extremen Maßnahmen: Mit schlechter Laune, Müdigkeit, Verdauungsstörungen, Übelkeit, Frieren .... alle diese Symptome kennen wir, egal, ob es die durchzechte Nacht war oder die Nulldiät.

Je liebevoller wir mit unserem Körper umgehen, je weniger Exzesse wir ihm zumuten, um so einfacher macht er es uns.

Deshalb ist es wichtig, statt zeitlich begrenzter Diäten ... mit anschließendem Rückfall in alte Gewohnheiten ... zu versuchen, nur die eine oder andere Verhaltensweise etwas zu verändern, dann aber nach Möglichkeit auf Dauer. Der „Eingriff" ist dadurch weniger schmerzhaft, gerade dann, wenn man nicht den Fehler begeht, bestimmte Nahrungsmittel komplett zu verweigern. Wenn Sie bisher extrem gerne und auch reichlich Süßigkeiten gegessen haben, dann essen Sie einfach etwas weniger davon und greifen Sie zu LOW FETT 30-Süßigkeiten. Schrauben Sie Ihren Konsum nicht mit aller Gewalt auf „Null“.

Wenn Sie normalerweise viel (fette) Wurst essen, dann entscheiden Sie sich für etwas magerere Sorten. Den tollen Käse gibt es nicht mehr jeden Tag, sondern nur am Wochenende, wenn Sie auch genügend Ruhe haben, ihn aus vollem Herzen zu genießen. Dafür gönnen Sie sich öfters einen Abendspaziergang, unternehmen mit Ihren Kindern eine kleine Radtour, machen ein tolles Picknick ... Sie werden merken, daß das der gesamten Familie zugute kommt und zusätzlich Ihrer Figur.

Streicheleinheiten für die Seele

Beim Versuch, sich und seinem Körper etwas Gutes zu tun, neigt man dazu, die Tafel Schokolade aufzumachen, eine Zigarette anzuzünden, frischen Kaffee aufzubrühen oder an einem Gläschen Sekt zu nippen. Es gibt aber eine Menge anderer Möglichkeiten: Tragen Sie Ihre Lieblingskleidung, gönnen Sie sich einen Spritzer Parfum, massieren Sie sich die Fußsohlen, packen Sie kühle Kräuterkompressen auf Ihr Gesicht, bürsten Sie Ihre Oberschenkel und cremen Sie sich ein. Lernen Sie wieder, mit allen Sinnen zu genießen. Etwas in den Mund zu schieben, ist nur eine von vielen Möglichkeiten!

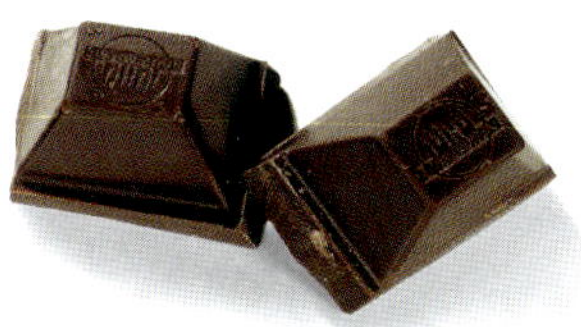

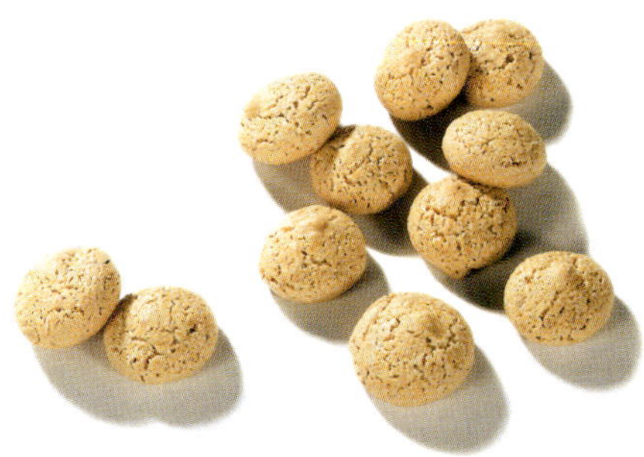

Die Fettformel

Überzeugen Sie sich selbst! Mit der Fettformel können Sie selbst berechnen, ob ein Lebensmittel für Ihre LOW FETT 30-Ernährung geeignet ist. Sie müssen dazu den Fettgehalt in Gramm und den Gesamtkaloriengehalt des Produktes wissen. Auf vielen Lebensmittelverpackungen, längst aber nicht auf allen, sind Nährwertanalysen abgedruckt.

Fertig-Reis-Gericht

Zubereitetes Gericht ohne Butterzugabe enthält durchschnittlich

	Pro 100g	**Pro Portion**
Brennwert	123 kcal	310 kcal
Eiweiß	3 g	7 g
Kohlenhydrate	21 g	53 g
Fett	3 g	8 g

Nährwertanalyse für ein Fertig-Reis-Gericht

Die Nährstoffe Eiweiß, Kohlenhydrate und Fett werden in Gramm (g) angegeben. Der Brennwert des Produktes wird in Kalorien (kcal) und Kilojoule (KJ) angegeben.

1 g Kohlenhydrate = ca. 4 kcal
1 g Eiweiß = ca. 4 kcal
1 g Fett = ca. 9 kcal

Sie können den Brennwert selbst errechnen, indem Sie den entsprechenden Energiewert mit der Menge an Nährstoffen multiplizieren und dann die drei Werte addieren, so kommen Sie auf den Gesamtkalorienwert des Produkts.

So errechnet sich dann der Brennwert:

3 g Eiweiß × 4 kcal	12 kcal
+ 21 g Kohlenhydrate × 4 kcal	84 kcal
+ 3 g Fett × 9 kcal	27 kcal
=	123 kcal

Entscheidend für die LOW FETT 30-Ernährung ist aber nicht der Kalorienwert eines Lebensmittel, sondern wieviel Prozent der Kalorien aus dem Fett stammen.

Die Fettformel:

$$\frac{\text{g Fett x 9 kcal x 100}}{\text{kcal Gesamtkalorien}} = \text{\%-Anteil der Kalorien aus Fett}$$

Beispiel: Fertig-Reis-Gericht

$$\frac{\text{3 g Fett x 9 kcal x 100}}{\text{123 kcal Gesamtkalorien}} = \text{22 \% der Kalorien aus Fett}$$

Das Fertig-Reis-Gericht hat einen Fett-Kalorien-Anteil von unter 30%, das heißt, davon können Sie so viel essen bis Sie richtig satt sind.

Zwei Wege führen zum Ziel

Einsteiger-Variante

Am Anfang ist es einfacher, nur Nahrungsmittel zu essen, deren Fettgehalt per se unter 30% liegt. Dadurch ist die Auswahl natürlich etwas beschränkt. Dennoch gibt es weit mehr Lebensmittel, die dieses Kriterium erfüllen, als man im ersten Moment annimmt. Beginnen Sie mit dieser einfachen Möglichkeit, bis Sie ein Gefühl für den Fettgehalt verschiedener Nahrungsmittel entwickelt haben und Sie schon erste Erfolge damit verbuchen konnten. Mit diesem Wissen fällt es Ihnen später leichter, eine Art „Tagesbilanz" im Kopf zu führen.

Für Fortgeschrittene

Sie verrechnen die fetthaltigen Nahrungsmittel gegen die fettarmen und sorgen durch das Zusammenstellen für einen Fettkalorien-Prozentanteil von unter 30%. Der Vorteil: Sie sind nun sehr frei in der Auswahl der Nahrungsmittel. Der Nachteil: Sie müssen genau Buch führen.

Dieses Verfahren empfiehlt sich auch dann, wenn Sie ein ganz kalorienarmes Gericht, zum Beispiel Fleischbouillon gewählt haben, deren wenige Kalorien vor allem aus Fett stammen. Mit einer Einlage aus Nudeln, Kartoffeln oder Reis (noch ein bißchen Gemüse dazu!) erhalten Sie ein wunderbares LOW FETT 30-Gericht.

Kohlenhydrathaltige Beilagen zur Optimierung des LOW FETT 30-Wertes:

- Salzkartoffeln, Pellkartoffeln, Folienkartoffeln
- Langkornreis, Basmatireis, Vollkornreis
- Weißbrot, Toastbrot, Baguette, Brötchen, Knäckebrot, Vollkornbrot, Pumpernickel
- Nudeln

Die Rezepte in diesem Buch sind alle LOW FETT 30, so daß Sie bedenkenlos davon essen können.

Wenn Sie ein bißchen Erfahrung mit LOW FETT 30 gesammelt haben, werden Sie feststellen, wie wunderbar man experimentieren kann. Sie werden selbst neue Rezepte erfinden, Kombinationen erarbeiten und bei aller Beschäftigung mit dem Essen nehmen Sie trotzdem ab.

Die Zutatenlisten

Bei Fertigprodukten ohne ausgewiesene Nährwertanalyse hilft es mitunter, sich an der Zutatenliste zu orientieren. Die Zutaten müssen bezogen auf ihren Anteil im Produkt in absteigender Reihenfolge aufgeführt werden. Steht Fett ziemlich am Anfang einer langen Liste, ist Zurückhaltung geboten. Bei extrem kohlenhydrathaltigen Lebensmitteln wie Reis- oder Nudelgerichten trifft das aber nur bedingt zu, weil die Kohlenhydrate den Löwenanteil der Rezeptur ausmachen.

LOW FETT 30 beginnt beim Einkaufen

Wenn Sie nur Zutaten und Lebensmittel im Haus haben, deren Fettanteil 30% nicht überschreitet, ernähren Sie sich automatisch LOW FETT 30.

Lebensmittel, die unter einem Fettanteil von 30% liegen, können Sie auch uneingeschränkt miteinander kombinieren. Kartoffeln, Nudeln und Reis liefern die Kohlenhydrate, Fisch und mageres Fleisch dazu, Gemüse und Gewürze ... alles ist möglich, die Einschränkungen sind minimal. Sie werden auch feststellen: Das berüchtigte Tief nach einem Essen bleibt aus, Sie sind leistungsfähig, haben gute Laune, keinen Hunger und das Leben macht wieder Spaß.

Es gibt nur ein Problem, dem Sie sich stellen müssen: Beim Einkaufen die Produkte zu erkennen, deren Fettanteil nicht die 30-%-Marke überschreitet. Es gibt nämlich eine Menge Produkte auch bei Eis, Süßigkeiten, Kuchen, Torten, Knabberartikeln, Pizzen, Dosensuppen und Tiefkühlgerichten, die nicht mehr als 30% der Kalorien aus dem Fett haben. Sie zu erkennen, das ist das Problem.

In der Nährwerttabelle im Anhang finden Sie eine Liste handelsüblicher Produkte, die das Kriterium „maximal 30% der Kalorien aus dem Fett“ ... und damit LOW FETT 30 ... erfüllen.

Spätestens dann, wenn die Industrie das Logo gut sichtbar einsetzt, ist es möglich, sich rundherum LOW FETT 30 zu ernähren. Die Hoffnung ist auch berechtigt, daß bei der Entwicklung von neuen Produkten die Zugabe von Fett entsprechend reduziert wird, um das Logo tragen zu können. Die Industrie kann sicher sein, daß wir Verbraucher dieses Kriterium beim Einkaufen für unsere Entscheidung heranziehen.

Der LOW FETT e.V. setzt sich dafür ein, daß Produkte, deren Fettkalorienanteil 30% nicht überschreitet, einheitlich mit dem Logo des LOW FETT e.V. gekennzeichnet werden, damit das Rätselraten beim Einkaufen aufhört. Eine Produktaussage, die einer grünen Ampel gleichkommt: LOW FETT 30 einpacken, genießen ohne Reue und auch noch abnehmen. Sie können dabei helfen, die Industrie von dem Nutzen dieser Idee für uns Verbraucher zu überzeugen, indem Sie dem LOW FETT e.V. entweder eine Postkarte, ein Fax oder Ihr Votum via Internet zuschicken. Schreiben Sie nur: „Ja für LOW FETT 30" und Ihre Adresse dazu.

LOW FETT e.V.
c/o Ritter Marketing Services
Sophienstr. 21
D-41065 Mönchengladbach
Telefax: 0 21 61 / 48 18 78
http://www.lowfett.de

Spartaste drücken

Wenn man bei einem durchschnittlichen Kalorienbedarf von 1800 kcal maximal 30% der Kalorien aus dem Fett zu sich nimmt, liegt man bei rund 60 g Fett. Im Durchschnitt ißt der Bundesbürger aber die doppelte Menge an Fett.

Wo aber kann man denn nun richtig Fett einsparen? Grundsätzlich natürlich bei allem sichtbaren Fett – bei Butter, Margarine und Öl. Und vergessen Sie nicht, auch die Halbfettmargarinen sind aus Fett. Es macht schon einen großen Unterschied, ob Sie einen Salat mit einem Eßlöffel Öl zubereiten oder aber ihn in der zehnfachen Menge ertränken.

Besondere Fettfallen sind die versteckten Fette. Ob Sie da an Mayonnaise denken, an fette Wurst oder fetten Käse, alle Fette, egal ob sichtbar oder nicht, tierisch oder pflanzlich, schlagen mit Fettkalorien zu Buche.

Traditionell wird Butter oder Margarine auf das Brot gestrichen, obwohl es bedeutend leichtere Alternativen gibt: Magerquark dünn verstrichen, Senf oder Tomatenmark .... alle LOW FETT 30 und mit mehr oder minder herzhaftem Geschmack.

Auch bei Milchprodukten und Käse läßt sich Fett einsparen. Alleine die Entscheidung, fettreduzierte Milch anstatt der Vollmilch zu kaufen, hilft Ihnen, pro 100 ml etwa 2 g Fett einzusparen.

Wenn Sie beim Aufschnitt die Salami gegen Schinken ohne Fettrand austauschen, haben Sie schon eine Menge Fett gespart. Mit Hilfe der LOW FETT 30-Tabelle werden Sie noch viele Möglichkeiten entdecken, sich LOW FETT 30 zu ernähren.

Ganz kraß ist der Unterschied bei Fertiggerichten: Schon wenn Sie anstelle einer American Pizza mit Salami eine nach Hawaii-Art gewählt haben, lassen sich 20 g Fett bei einer einzelnen Mahlzeit einsparen.

Sie merken, worauf das hinausläuft: Einfach ein bißchen hinsehen und den gewohnten „Trampelpfad" beim Einkaufen verlassen. Links und rechts in den Regalen liegen LOW FETT 30-Leckereien – die satt machen, aber nicht dick – und Sie haben's bislang nur nicht gewußt.

Trinken Sie sich schlank

Wir trinken eigentlich alle zu wenig: Machen Sie sich zwei Liter Mineralwasser zur täglichen Pflicht. Verzichten Sie dafür eher auf Kaffee oder schwarzen Tee. Wichtig auch, daß Mineralwasser wenig Kohlensäure enthält, denn die reizt mitunter den Magen und kurbelt den Hunger an. Viel zu trinken, ist nicht nur für den Stoffwechsel ein Gewinn, auch Ihre Haut wird straffer und sieht vitaler aus.

Das Etikett des Mineralwassers zeigt deutlich, welche Mineralien in welcher Konzentration enthalten sind. Viel Magnesium (verhindert Wadenkrämpfe und Muskelkater) ist ebenso erwünscht wie Kalzium (gut für die Knochen).

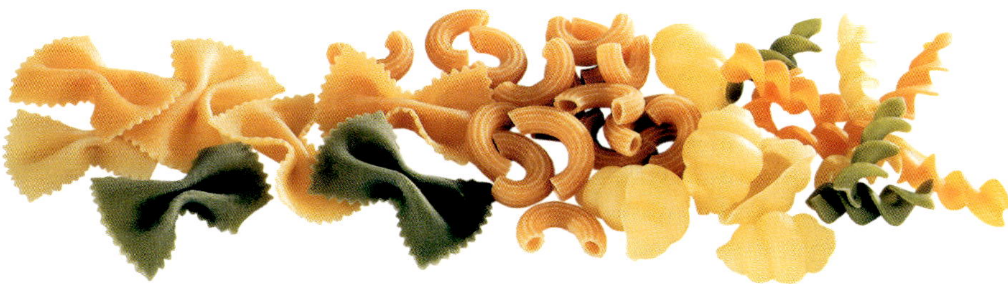

Tips aus der Praxis

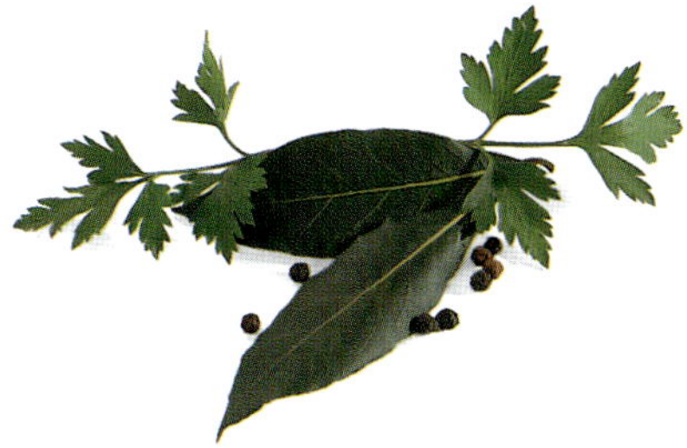

Den LOW FETT 30-Gedanken umzusetzen, erfordert Aufmerksamkeit und gelegentlich etwas Kreativität. Aber der Erfolg ist nicht nur die erfreuliche Auskunft, die Ihnen Ihre Waage morgens gibt, sondern auch, daß Sie völlig neue Geschmackserlebnisse haben werden. Sie werden sich sehr schnell unserer Meinung anschließen, daß zuviel Fett in den Gerichten eher ein Geschmackskiller als ein Geschmacksträger ist.

Bewährtes anders zubereiten

■ Es ist nicht nötig, Pommes frites in der Friteuse zuzubereiten, im Backofen mit fettsaugendem Spezialpapier gebacken, sind sie LOW FETT 30.

■ Rinderrouladen können auch mit mageren Schinkenwürfeln gefüllt werden.

■ Eine Pizza wird durch entsprechend dicken Teig, Schinken statt Salami und maßvoller Verwendung von Käse ebenfalls zur LOW FETT 30-Leckerei.

■ Bei Rührkuchen, insbesondere bei Backmischungen, können Sie anstelle der vorgeschriebenen 100 bis 200 g Fett die gleiche Menge Magerjoghurt – pro 100 g Joghurt noch 1 Eßlöffel Grieß zugeben – verwenden. Das Ergebnis: Ein völlig lockerer LOW FETT 30-Kuchen!

■ Probieren Sie anstelle fetter Salat-Mayonnaise-Saucen mal ein Dressing aus Magerjoghurt, Senf, Kräutern und einem Schuß Wasser.

■ Erinnern Sie sich an die Biskuitrollen aus den 60er Jahren? Ein Kuchen, der unter LOW FETT 30 sein Comeback feiern könnte: Biskuit ist – abgesehen von den Eiern – fettfrei und mit einer Joghurt-Früchte-Creme wird er zur Delikatesse.

■ Bei Schinken sollten Sie den Fettrand auf jeden Fall auf dem Teller liegen lassen. Dafür können Sie dann gleich eine Scheibe Schinken mehr essen.

■ Bei Suppen, die Sie selbst aus Markknochen, Suppenfleisch und Gemüse hergestellt haben, können Sie das Fett fast vollständig entfernen, wenn Sie nach Erkalten der Suppe die dicke Fettplatte abheben ... und schon ist die Suppe nahezu fettfrei.

■ Bei Bratensaucen ist es nicht ganz so einfach, aber mit etwas Geschick kann man im heißen Zustand die Fettaugen ablöffeln.

■ „Verläßliche" Lieferanten von versteckten Fetten sind nahezu alle Formen von Teegebäck und Keksen. Sie enthalten rund 50% der Kalorien aus Fett. Zur Weihnachtszeit können Sie auf Dominosteine ausweichen (nicht Spekulatius!!!) oder auf Printen mit Bitterschokolade. Auch die mit Marmelade gefüllten Herzen sind besser geeignet, als die feinen dünnen Butterplätzchen.

■ Die „Super"-Schaumküsse sind ebenfalls LOW FETT 30, egal ob Minis oder normal. Na dann .. !

LOW FETT 30 ist genaugenommen doppelter Genuß: Erstens schmecken die Gerichte eindeutiger. Zweitens läuft auch der Verdauungsprozeß weniger ermüdend und belastend ab. Blähungen, Sodbrennen und Völlegefühl sind bei LOW FETT 30 Schnee von gestern!

Fettsparende Zubereitungsarten

Beim Schmoren, im Bratschlauch, in der Alufolie, im Römertopf und beim Grillen können Sie auf die Zugabe von Fett völlig verzichten.

■ Das Anbraten und Durchbraten von Fleisch kann erheblich fettärmer gestaltet werden, wenn man mit speziellem Kochgeschirr arbeitet und den Pfannen- oder Kasserollenboden nur mit Fett einpinselt.

■ Ein „Sparbuch" erster Güte ist auch der mittlerweile weit verbreitete Wok, der sich nicht nur für die Zubereitung asiatischer Gerichte eignet.

■ Mit „Teflon" beschichtete Pfannen findet man auch in nahezu jedem Haushalt (achten Sie darauf, die Teflonbeschichtung nicht mit dem Wendebesteck oder mit Reinigungsbürsten zu verletzen). Ähnlich fettsparend, aber etwas robuster sind die „Silverstone"-Beschichtungen.

■ Sehr gute Erfahrungen haben wir mit gußeisernen, emaillierten Töpfen und Brätern gemacht. Bei diesem Kochgeschirr verteilt sich die Wärme gleichmäßig über den Topfboden. Das garantiert, daß die Gerichte auch bei wenig Fett nicht anbrennen. Es lohnt sich wirklich, ein paar Mark mehr in gutes Kochgeschirr zu investieren.

Erste Hilfe bei schwachen Stunden

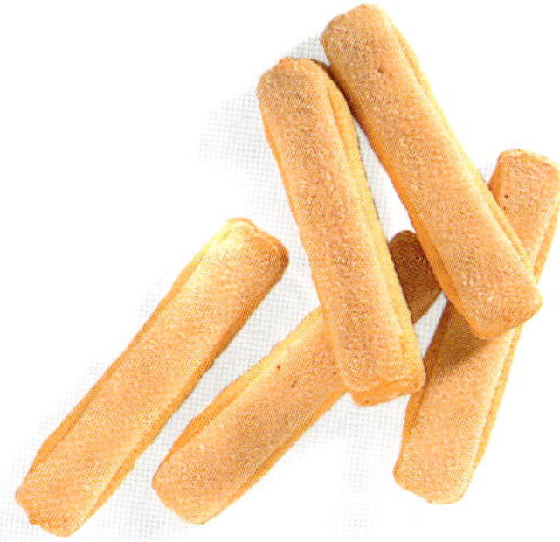

Je sanfter und schonender Sie Ihren Körper auf LOW FETT 30 umstellen, um so leichter wird er es Ihnen machen ... und um so weniger müssen Sie sich mit den üblichen „Diättricks“ selbst überlisten.

Es gibt ein paar Verhaltensweisen, die wir Ihnen empfehlen, nicht, weil Sie dadurch weniger essen, sondern weil man sich bei ihrer Einhaltung bewußt wird, wann man überall ißt, ohne es überhaupt richtig zu registrieren.

■ Essen Sie nur, wenn Sie Hunger haben. Aus keinem anderen Grund, aber dann essen Sie auch!

■ Essen Sie langsamer ... außer Sie sind schon als langsamer Esser berüchtigt ... aber zählen Sie nicht jeden Bissen beim Kauen. Genießen Sie's lieber!

■ Essen Sie ausschließlich im Sitzen (Ausnahme: Der Stehempfang mit Canapées, wo Ihnen der Magen schon seit Stunden in den Knien hängt!).

■ Freuen Sie sich wieder am Essen. Wenn die Zeit zum Genießen nicht reicht, Essen verschieben.

■ Essen Sie abends möglichst sparsam.

■ Trinken Sie wenig Alkohol. Zum einen macht er Appetit, zum anderen blockiert er die Leber beim Abbau der Kohlenhydrate, des Eiweißes und der Fette. Außerdem setzt Alkohol jede Hemmschwelle herunter, was dazu führt, daß wir uns im angeheitertem Zustand auch noch über die Tüte Erdnüsse hermachen.

Was tun bei seelischen Tiefs?

Jeder hat mal ein Tief. Entweder aus privaten oder aus beruflichen Gründen, manchmal spielen auch einfach nur die Hormone verrückt ... viele Frauen wissen davon ein Lied zu singen. Versuchen Sie, andere Möglichkeiten zu finden, sich selbst etwas Gutes zu tun als sich mit einer Stippvisite am Kühlschrank oder bei Ihrem „Schokoladendepot“ zu trösten.

Wenn Sie das Tief rechtzeitig auf sich zukommen sehen, können Sie es vielleicht noch mit viel frischer Luft und Bewegung verhindern. Eine kleine Radtour durch den Wald, ein sportlicher Spaziergang über die

Felder oder die Verschönerung Ihres Gartens könnten Ihnen über den Berg helfen.

Wenn Sie allerdings (meist hormonell bedingt) niedergeschlagen und verzweifelt sind, verstärken Sie diese Traurigkeit so gut Sie es noch können. Unsere psychische Verfassung hat einen wellenartigen Verlauf: Es geht runter bis ins Wellental und erst danach wieder bergauf: Das heißt: Je rascher Sie die Talsohle durchleiden, um so schneller wird es Ihnen wieder gutgehen. Schmusesongs, traurige Gedichte, eine Runde ins Bett legen und ein bißchen vor sich hin heulen wirken Wunder. Probieren Sie das aus, wenn's mal wieder moralisch nach unten geht.

Das hilft gegen Kopfschmerzen

Kopfschmerzen lassen sich mitunter im Keim ersticken, wenn man bei den ersten Anzeichen reichlich zimmerwarmes Mineralwasser trinkt. Trinken ist das A und O! Hier können Sie des Guten nicht zu viel tun.

Freßgier

Je länger Sie sich im Rahmen der LOW FETT 30-Grenzen ernähren, um so mehr lernen Sie Ihren Körper und seine Signale kennen. Auffallend finden wir bei LOW FETT 30 folgende Phänomene:

- Der Heißhunger auf Schokolade und die damit verbundenen Freßorgien verschwinden nahezu völlig ... schon nach kurzer Zeit.
- Das Bedürfnis nach Rohkost, Obst und nach vollwertigen Nahrungsmitteln steigt von selbst.

Bei krassen Rückfällen in alte Verhaltensweisen (mit entsprechendem Fettkonsum) könnte es Ihnen einerseits ziemlich schlecht werden, andererseits ist es denkbar, daß Sie noch einmal auf alles Eßbare Appetit bekommen.

Jetzt ein bißchen Disziplin bewahren und Sie haben's geschafft. Lernen Sie, die Freßfallen rechtzeitig zu erkennen.

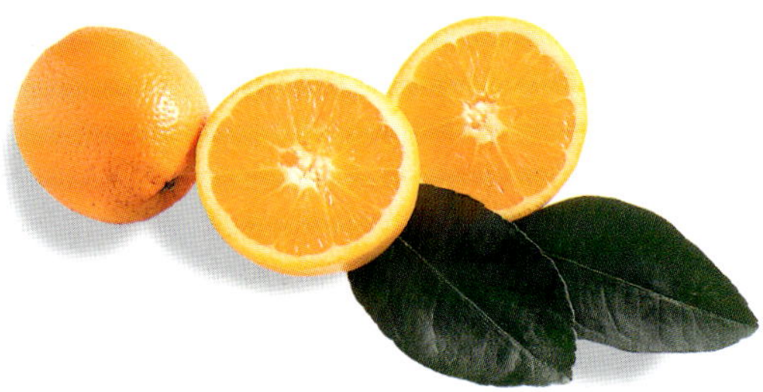

So vermeiden Sie Fettfallen in Restaurants

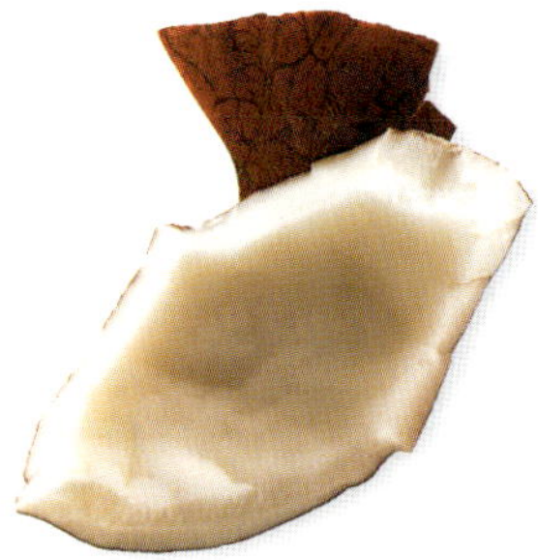

Es ist traurig, mit wieviel Fett in Restaurants gekocht wird, welche Unmengen Öl, Schmalz, Butter, Schmand und Sahne hier im wahrsten Sinne des Wortes „verbraten“ werden.

Grenzen Sie bei der Auswahl und bei der Bestellung das Risiko, eine Fettbombe vorgesetzt zu bekommen, nach Möglichkeit ein.

Hier ein paar Gerichte, mit denen Sie nicht völlig falsch liegen:

- Spaghetti mit Tomatensauce
- Carpaccio vom Rind, aber ohne Öl
- Gekochte Rinderbrust oder Tafelspitz Entfernen Sie eventuell sichtbares Fett und bestellen Sie ausdrücklich Salzkartoffeln dazu.
- Gegrilltes Filetsteak. Weisen Sie darauf hin, daß Sie es „nackt“ haben möchten, sonst ist womöglich bis zum Servieren an Ihrem Tisch eine riesiges Stück Kräuterbutter darauf zerlaufen.
- Salate möglichst selbst von der Theke holen und dabei Fertigsalate meiden. Mischen Sie sich Ihr Dressing selbst und bitten Sie um Essig und Öl, wenn beides nicht sowieso bei den Saucen steht.
- Sie sollten sich grundsätzlich für Folienkartoffeln, Reis oder Nudeln entscheiden. Wenn die Beilagen nicht auf der Speisekarte aufgeführt sind, fragen Sie bitte den Kellner.
- Bei der Forelle blau und auch beim Spargel empfehlen wir Ihnen, die Butter separat zu bestellen. Es kommt leider immer wieder vor, daß diese extrem mageren Delikatessen in einem Buttersee schwimmend serviert werden.
- Fisch sollten Sie generell gedünstet oder gegrillt bestellen. Lassen Sie den Koch wissen, daß er den Fisch nicht nachträglich mit Olivenöl beträufeln soll. Sonst kommt er fein gegrillt aus der Küche und erstickt nachträglich am Olivenöl, das ein wohlmeinender Koch darüber gelöffelt hat.

■ In Steakhäusern werden vor dem Essen meist drei verschiedene Sorten Brotaufstrich zu würzigen Brotsorten angeboten: In der Regel eine Mayonnaisesauce mit Knoblauch, Kräuterbutter und eine rote, tomatige Sauce ... entscheiden Sie sich für die letzte.

■ Wenn Sie auf einer Karte gar nichts Rechtes finden, können Sie gegrilltes Putensteak oder ein gegrilltes halbes Hühnchen bestellen. Bei diesem aber die Haut liegenlassen.

■ Und falls Sie in ein Fast-Food-Restaurant gehen wollen: Essen Sie Burger ohne Käse, damit erreichen Sie mit etwa 32% fast die LOW FETT 30-Voraussetzungen. Das Soft-Eis zum Nachtisch ist übrigens ebenfalls LOW FETT 30 ... ist das nicht toll?

■ Bei Kuchenbuffets ist es besser, sich für einen Obstkuchen (mit Hefeteig!) zu entscheiden, aber nur, wenn auf diesem weder Streusel noch Mandelsplitter zu finden sind.

■ Butterkuchen, Blätterteig, Brandteig und Mürbeteig sollten Sie meiden.

■ Wenn Sie sich zwischen einer Käsesahnetorte (Biskuit) und einem Käsekuchen auf Mürbeteig entscheiden müssen, ziehen Sie die Käsesahne vor. Die herkömmlichen Käsekuchenrezepte sehen die Verwendung von Sahnequark und vielen Eiern, manche sogar Frischkäse mit Doppelrahmstufe vor. Und dazu noch der Mürbeteig ... das ist eindeutig zuviel Fett!

■ Bei Obstkuchen, die häufig auf einer Mürbeteigplatte (meist noch mit einer Schokoschicht dazwischen) angeboten werden, das Obst essen und den Boden liegenlassen; dafür gönnen Sie sich noch ein zweites Stück!

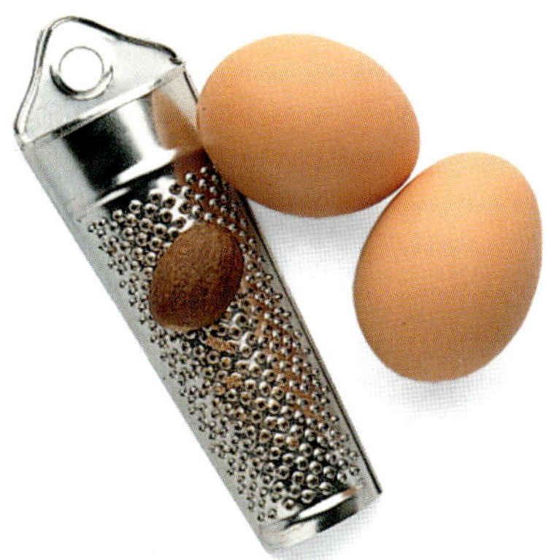

Noch ein Wort zu den Rezepten

Die Rezepte sind alle getestet. Alle Gerichte sind für 2 Personen gedacht. Ausnahmen sind angegeben.

Falls Sie mit einer Portion nicht satt werden, kochen Sie einfach mehr Nudeln, Reis oder Kartoffeln dazu oder essen Sie noch eine Scheibe Brot.

Die Zutatenmengen beziehen sich immer auf die geputzte, gewaschene Rohware. Bei Lebensmitteln aus Dosen haben wir stets die Einwaage angegeben.

Wir verwenden ausschließlich mageres Fleisch und magere Wurst, jedes sichtbare Fett entfernen wir.

Die Nudeln, die wir in den Rezepten verwenden, sind ausnahmslos eifreie Hartweizengrießnudeln. Eihaltige Nudeln sind auch kein Problem; da sie aber etwas Fett enthalten, würde sich das bei ihrer Verwendung geringfügig auf die Fettprozent-Angaben auswirken. Bitte beachten Sie dies beim Einkauf.

Die Backofentemperaturen gelten immer für einen normalen Backofen mit Ober- und Unterhitze.

Die Kalorien-, Fett- und Fettkalorienprozentangaben beziehen sich jeweils auf 1 Portion und stellen gerundete Werte dar.

Abkürzungen	
EL	= Eßlöffel
TL	= Teelöffel
Msp.	= Messerspitze
g	= Gramm
ml	= Milliliter
l	= Liter
F.	= Fett
F. i. Tr.	= Fett in der Trockenmasse
TK-…	= Tiefkühl-…
cm	= Zentimeter
Ø	= Durchmesser
°C	= Grad Celsius
kcal	= Kilokalorien

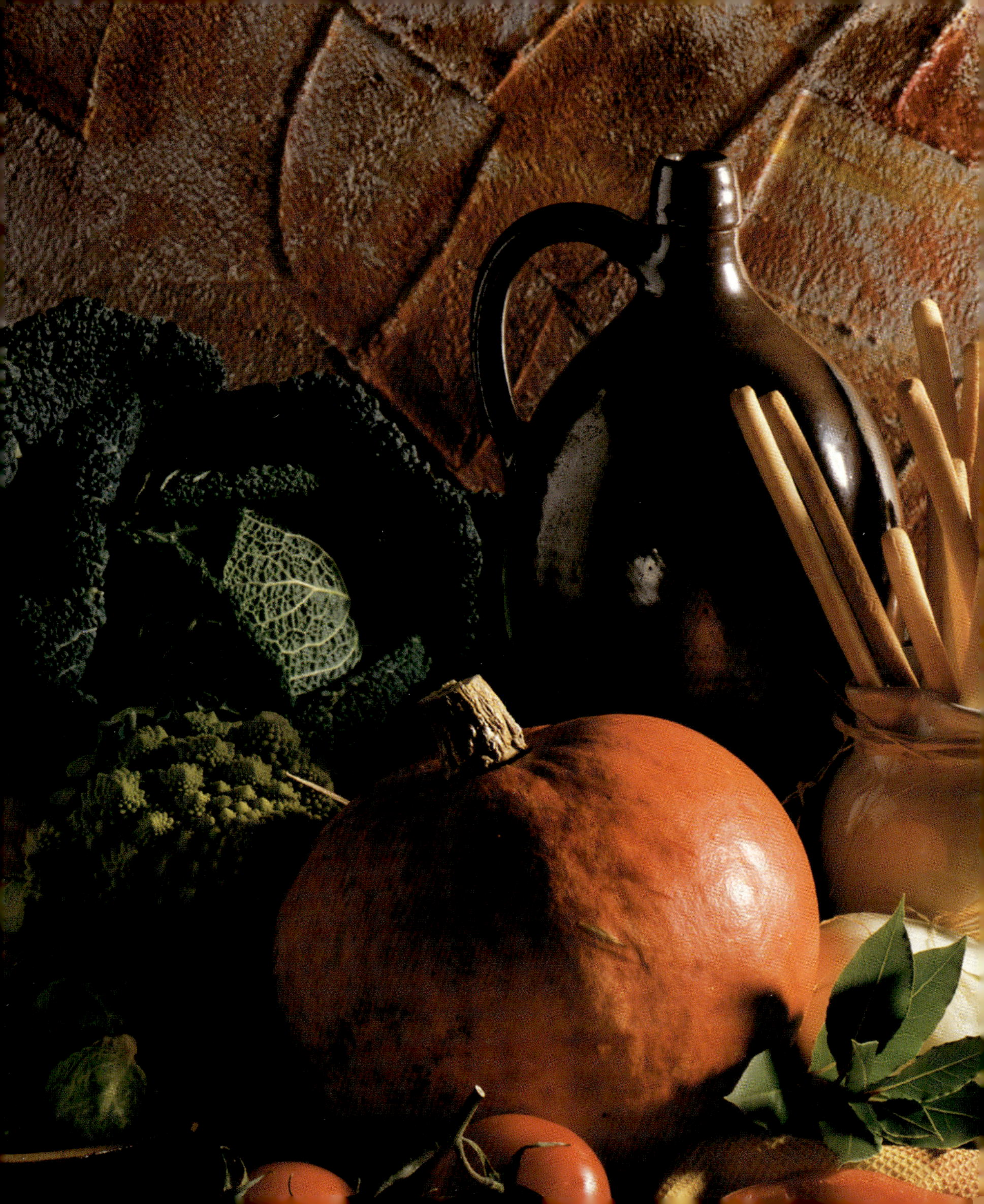

Rezepte

Sie dürfen sich richtig satt essen ... wann Sie wollen und weit mehr als bei jeder anderen Diät, die Sie jemals gemacht haben.

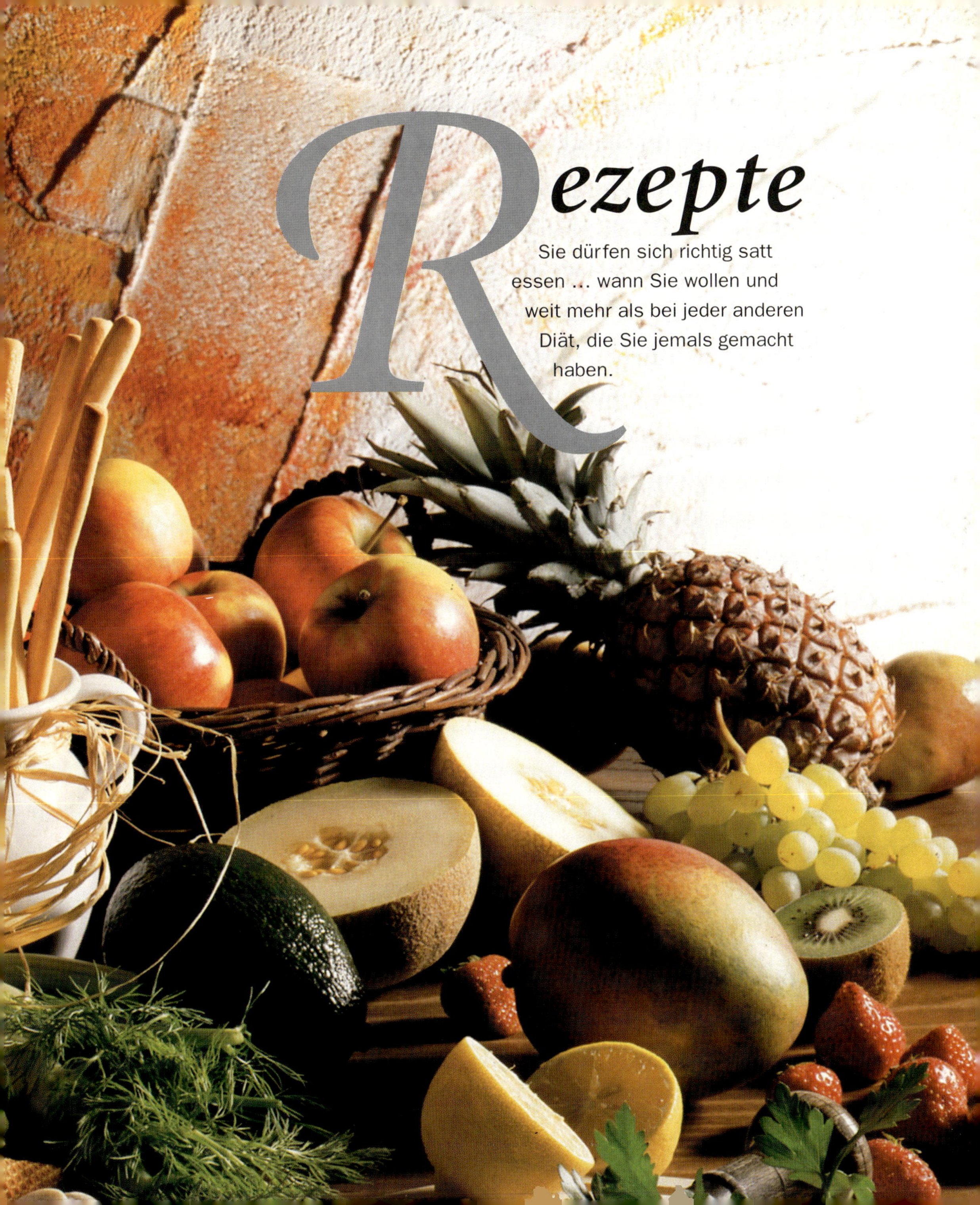

Frühstück und Zwischenmahlzeiten

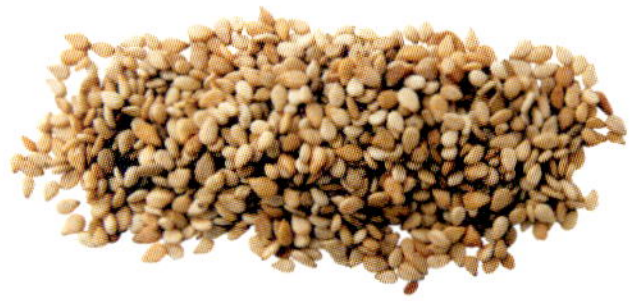

Der richtige Start in den Tag beginnt mit einem guten Frühstück. Der eine mag 's süß, der andere bevorzugt die herzhafte Variante. LOW FETT 30 wird beiden Vorlieben gerecht.

für den süßen Gaumen
- alle Obstsorten
- Müslis und Flocken
- Marmeladen und Gelees

für herzhafte Genießer
- Schinken ohne Fettrand
- fettarme Wurstsorten
- Harzer und Kochkäse
- fettarme Käsesorten

beides zu kombinieren mit
- Brot und Brötchen
- Knäckebrot und Zwieback
- fettarmer Milch und Buttermilch
- fettarmem Joghurt und Quark

Rührei mit Tomate

Für 1 Person
Zubereitungszeit: ca. 10 Minuten
410 kcal · 13 g Fett · 29%

1 Ei
1 EL Tomatenketchup
Salz
schwarzer Pfeffer
4 – 5 Tropfen Öl
4 kleine Tomaten
2 Scheiben Roggenmischbrot
1 EL Schnittlauchröllchen

1. Das Ei aufschlagen und mit dem Tomatenketchup verrühren. Mit Salz und Pfeffer würzen.
2. Eine beschichtete Pfanne mit dem Öl auspinseln. Die Eiermasse hineingießen und solange ständig rühren, bis die Eimasse stockt.
3. Die Tomaten halbieren, Stielansätze entfernen und in Scheiben schneiden. Das Rührei und die Tomatenscheiben auf den Brotscheiben verteilen. Mit den Schnittlauchröllchen bestreuen. (auf dem Foto)

Vollkornbrot mit Quark und Radieschen

Für 1 Person
Zubereitungszeit: ca. 5 Minuten
250 kcal · 1 g Fett · 4%

2 Scheiben Roggenvollkornbrot
100 g Quark (0,2% F.)
10 Radieschen
Salz
schwarzer Pfeffer

1. Die Brotscheiben mit dem Quark bestreichen.
2. Die Radieschen in dünne Scheiben schneiden und auf dem Quark verteilen. Mit Salz und Pfeffer würzen. (auf dem Foto)

TIP
Sie können die Radieschenscheiben ebensogut durch Gurkenscheiben, Paprikastückchen oder Schnittlauchröllchen ersetzen!

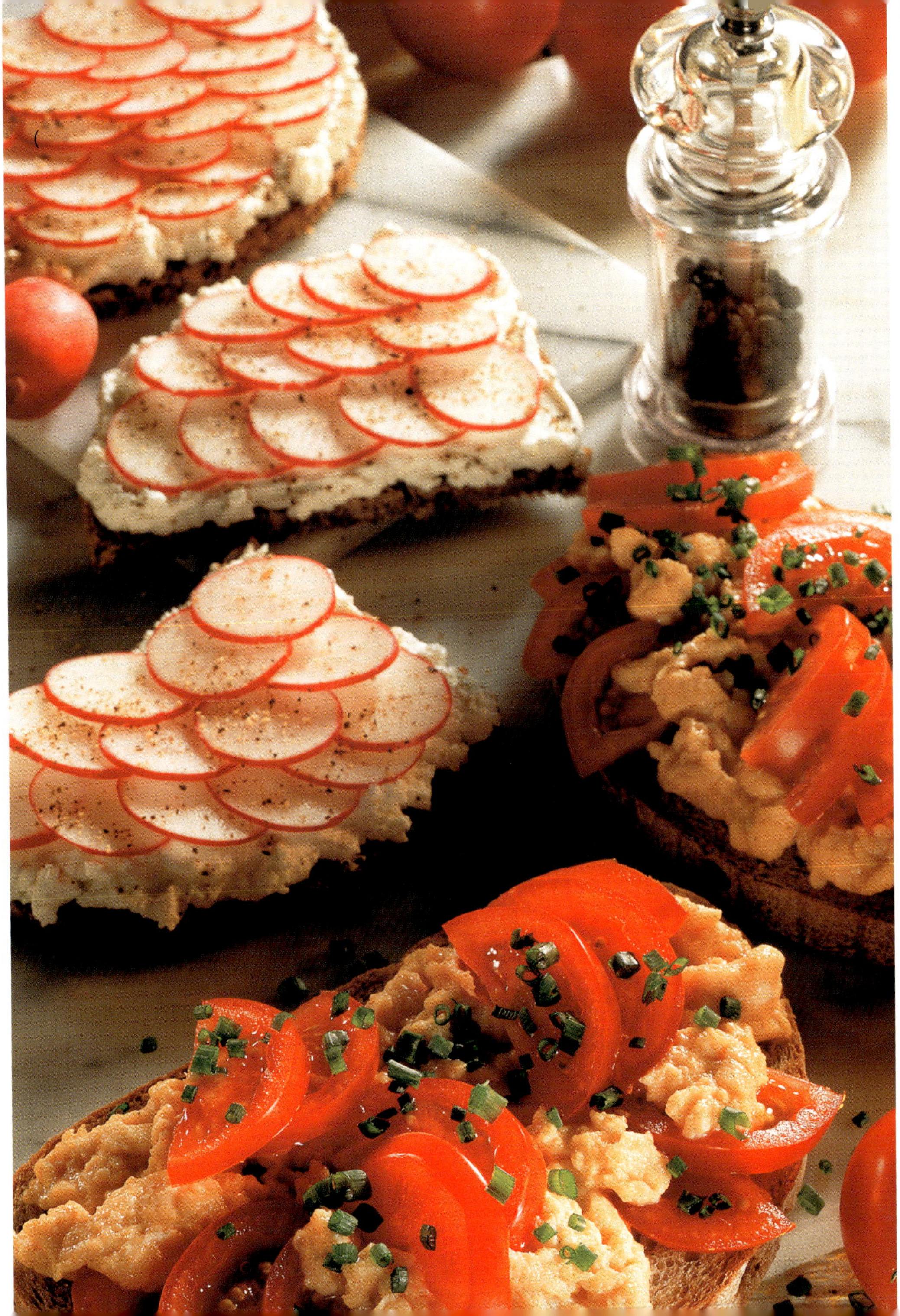

Vollkornbrot mit Geflügelsülze

Für 1 Person
Zubereitungszeit: ca. 10 Minuten
320 kcal · 4 g Fett · 11%

2 Scheiben Vollkornbrot
2 TL Meerrettich (Glas)
2 Scheiben Geflügelsülze
2 kleine Äpfel

1. Das Brot mit Meerrettich bestreichen und mit der Sülze belegen.
2. Die ungeschälten Äpfel vierteln, entkernen und in dünne Spalten schneiden und auf die Brote mit Sülze legen.

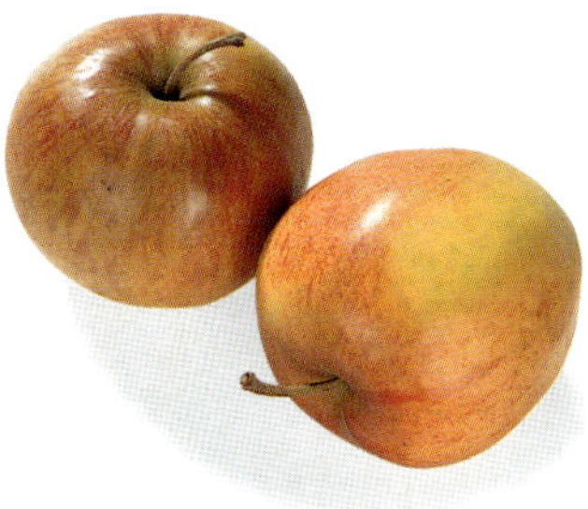

Käsebrot mit Gewürzgurke

Für 1 Person
Zubereitungszeit: ca. 5 Minuten
170 kcal · 1 g Fett · 5%

1 EL Quark (0,2% F.)
1 TL mittelscharfer Senf
1 Scheibe Vollkornbrot
50 g Harzer Käse
1 Gewürzgurke

1. Den Quark mit dem Senf verrühren. Die Quark-Senf-Mischung auf das Brot streichen.
2. Den Harzer Käse in Scheiben schneiden und das Vollkornbrot damit belegen. Die Gewürzgurke fein würfeln und darauf verteilen.

Sesamknäcke mit Honig

Für 1 Person
Zubereitungszeit: ca. 5 Minuten
185 kcal · 1 g Fett · 5%

2 Scheiben Sesamknäckebrot
100 g Quark (0,2% F.)
2 TL Honig

1. Die Knäckebrote mit dem Quark bestreichen und den Honig darüberträufeln.
(auf dem Foto)

Mohnbrötchen mit Obst

Für 1 Person
Zubereitungszeit: ca. 5 Minuten
290 kcal · 3 g Fett · 9%

50 g Quark (10 % F.)
1 EL Honig
1 Mohnbrötchen
1 Mandarine
½ Banane
¼ TL Zimt

1. Den Quark mit dem Honig verrühren. Das Mohnbrötchen aufschneiden und mit dem Quark bestreichen.
2. Die Mandarine in ihre Filets zerteilen. Die Banane in Scheiben schneiden. Eine Brötchenhälfte mit den Mandarinenfilets belegen, die andere Hälfte mit den Bananenscheiben belegen. Die Brötchenhälften mit Zimt bestreuen.
(auf dem Foto)

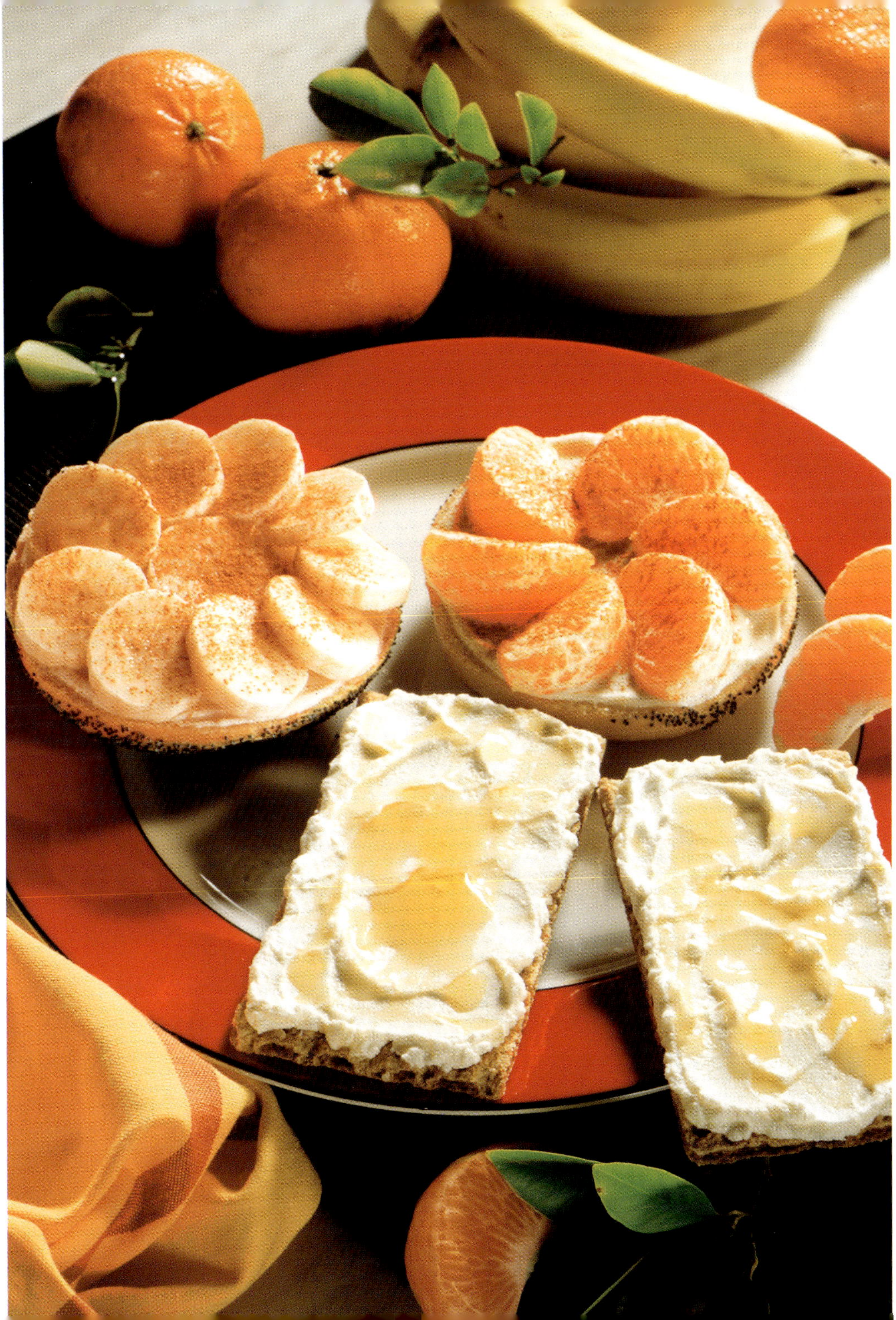

Cornflakes mit Melone

Für 1 Person
Zubereitungszeit: ca. 5 Minuten
330 kcal · 3 g Fett · 8%

½ Honigmelone
5 EL Cornflakes
150 ml fettarmer Kefir (1,5% F.)

1. Die Honigmelone entkernen, schälen und in mundgerechte Stücke schneiden.
2. Die Cornflakes mit den Melonenstücken in eine Müslischale geben und mit dem Kefir übergießen.
(auf dem Foto)

Sesambrötchen mit Himbeerquark

Für 1 Person
Zubereitungszeit: ca. 10 Minuten
250 kcal · 7 g Fett · 25%

1 EL Sesamsamen
100 g Himbeeren
100 g Quark (0,2% F.)
1 EL Zitronensaft
1 Sesambrötchen

1. Den Sesamsamen in einer beschichteten Pfanne ohne Fett kurz anrösten.
2. Die Himbeeren mit dem Quark pürieren und mit etwas Zitronensaft abschmecken.
3. Das Brötchen aufschneiden. Den Beerenquark auf die Brötchenhälften streichen und mit dem gerösteten Sesamsamen bestreuen.

TIP
Wer es süßer mag, kann mit Honig oder Süßstoff süßen!

Hirtenmüsli

Für 1 Person
Zubereitungszeit: ca. 5 Minuten
280 kcal · 9 g Fett · 28%

150 g Joghurt (1,5 % F.)
1 EL Ahornsirup
4 EL Rosinen
2 EL Haferflocken
1 TL Kürbiskerne

1. Den Joghurt in eine Schale geben und mit dem Ahornsirup verrühren.
2. Die Rosinen heiß waschen und gut abtropfen lassen. Die Rosinen zusammen mit den Haferflocken und den Kürbiskernen unter den Joghurt mischen.

Erdbeer-Bananen-Joghurt

Für 1 Person
Zubereitungszeit: ca. 10 Minuten
300 kcal · 1 g Fett · 3%

100 g Erdbeeren
1 kleine Banane
150 g Joghurt (0,1% F.)
1 EL Honig
3 EL Cornflakes

1. Erdbeeren vierteln, Banane in Scheiben schneiden. Den Joghurt mit dem Honig verrühren.
2. Das Obst zusammen mit den Cornflakes unter den Joghurt heben.
(auf dem Foto)

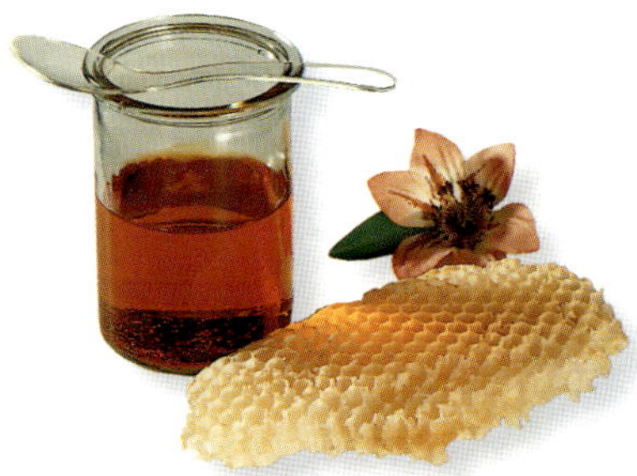

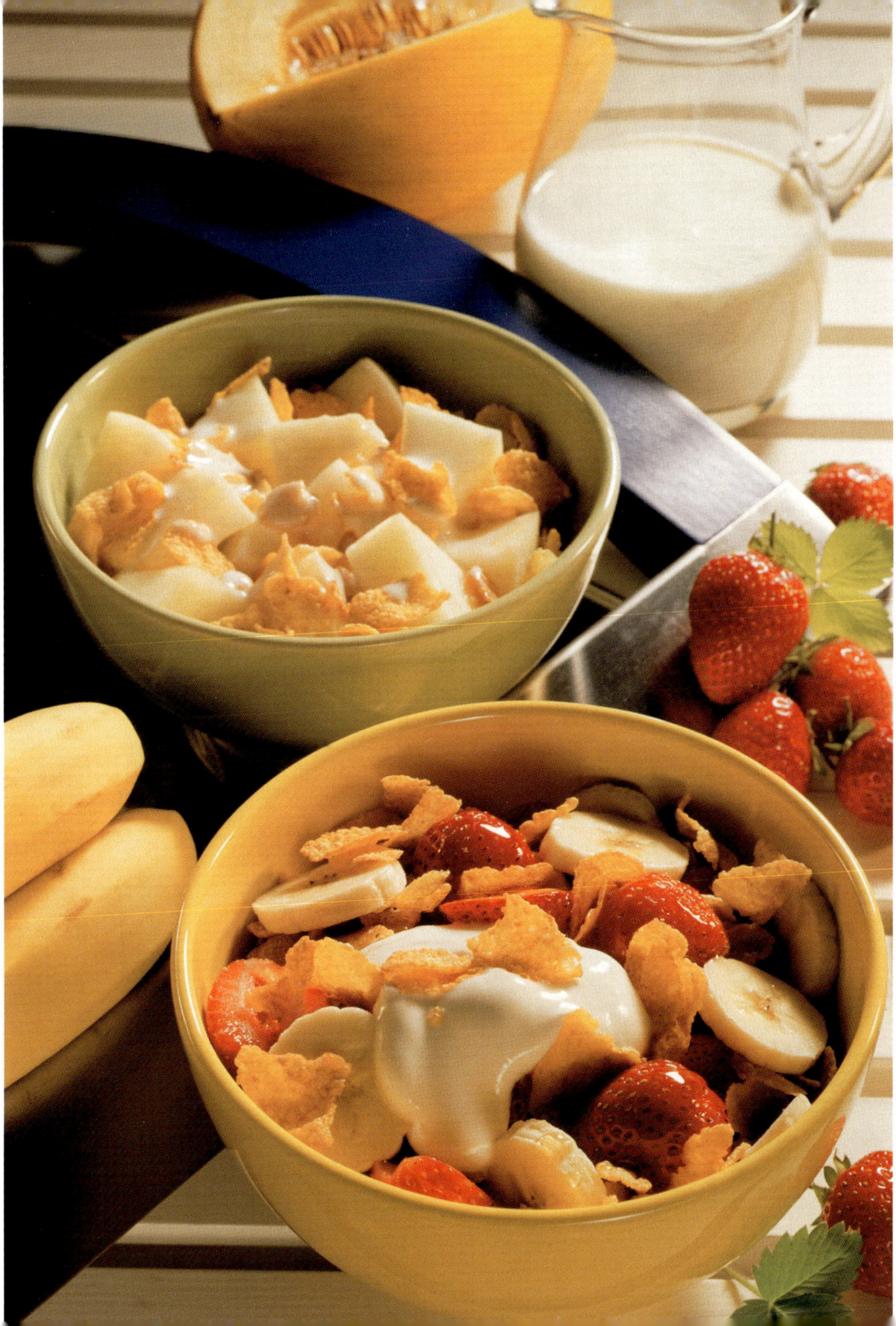

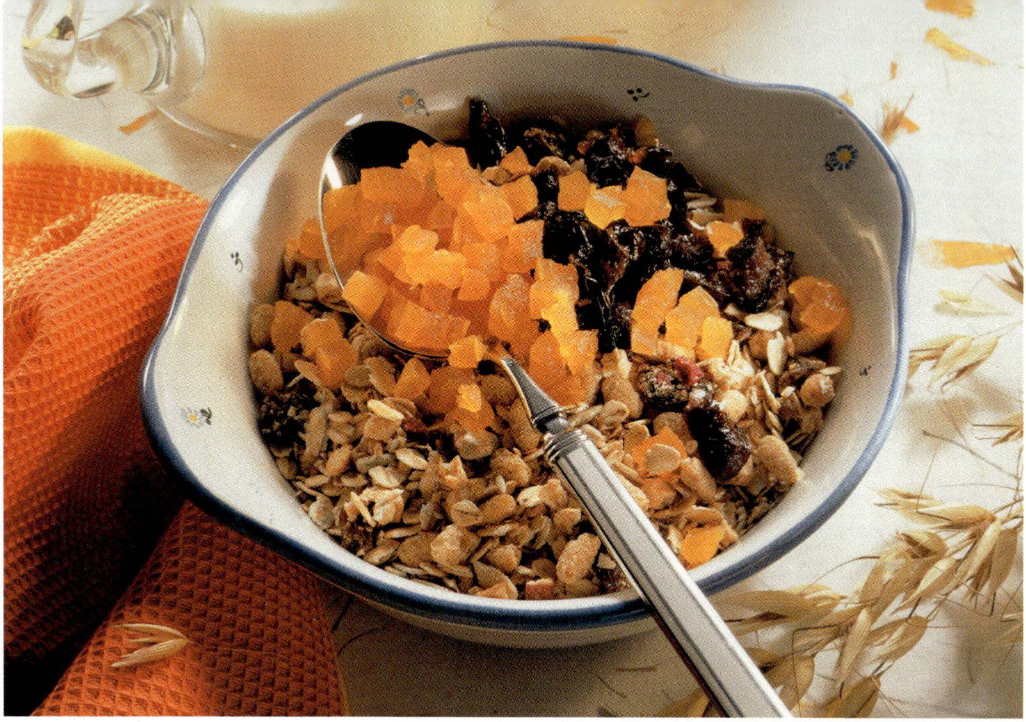

Müsli mit Dörrobst

Müsli mit Dörrobst

Für 1 Person
Zubereitungszeit: ca. 5 Minuten
310 kcal · 4 g Fett · 12%

40 g Früchte-Müsli-Mischung (ohne Nüsse)
150 ml Milch (1,5% F.)
4 entsteinte Backpflaumen
4 getrocknete Aprikosen

1. Das Müsli mit der Milch übergießen. Backpflaumen und Aprikosen kleinschneiden und unter das Müsli rühren.

TIP
Sie können die Müslimischung etwa 1/2 Stunde in der Milch einweichen lassen, dadurch wird das Müsli bekömmlicher und ist leichter zu kauen.

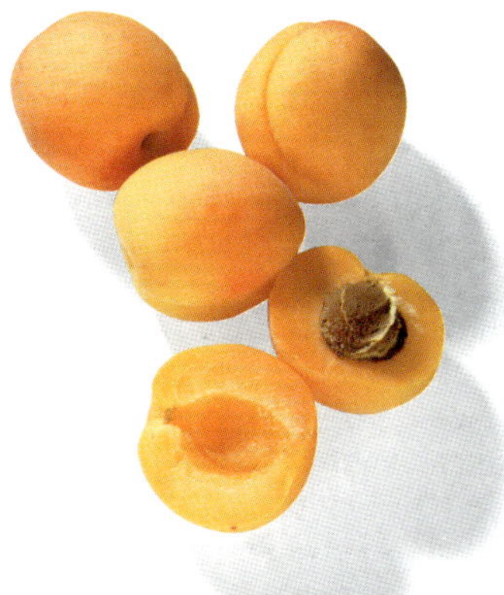

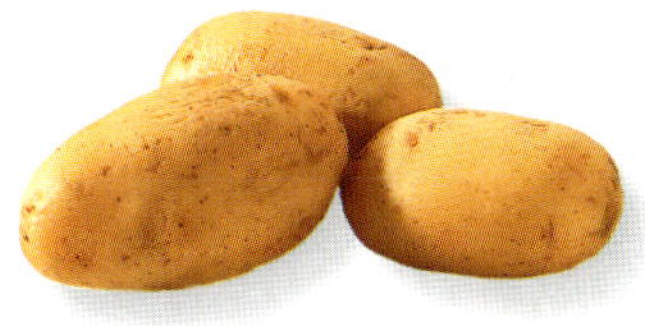

Kraut-Kartoffel-Salat

Für 2 Personen
Zubereitungszeit: ca. 1 Stunde
300 kcal · 6 g Fett · 18%

300 g festkochende Kartoffeln
Salz
200 g Sauerkraut
2 Äpfel
2 Gewürzgurken
2 Zwiebeln
schwarzer Pfeffer
300 g Joghurt (1,5 % F.)
2 EL Sesamsamen
1 EL gehackter Dill

1. Die Kartoffeln mit der Schale in Salzwasser etwa 20 Minuten kochen. Etwas abkühlen lassen.
2. Inzwischen das Sauerkraut zerpflücken. Die ungeschälten Äpfel vierteln, entkernen und in dünne Spalten schneiden.
3. Die Gewürzgurken in dünne Scheiben schneiden und die Zwiebeln sehr fein würfeln.
4. Die Kartoffeln pellen und in Scheiben schneiden. Kartoffelscheiben mit Sauerkraut, Apfelspalten, Gewürzgurken und Zwiebeln mischen. Mit Salz und Pfeffer würzen.
5. Den Joghurt mit Sesamsamen und Dill verrühren, mit Salz und Pfeffer abschmecken und über die Salatzutaten geben. Den Salat abgedeckt im Kühlschrank mindestens 1 Stunde durchziehen lassen.

Rucola-Kartoffel-Salat

Für 2 Personen
Zubereitungszeit: ca. 50 Minuten
250 kcal · 7 g Fett · 25%

400 g festkochende Kartoffeln
Salz
1 TL Sonnenblumenöl
Saft von 2 Zitronen
50 g geriebener Edamer
(30 % F. i. Tr.)
100 g Rucola
schwarzer Pfeffer

1. Kartoffeln mit der Schale in Salzwasser etwa 20 Minuten kochen. Etwas abkühlen lassen und in 1 cm große Würfel schneiden.
2. Eine beschichtete Pfanne mit dem Öl auspinseln und die Kartoffelwürfel darin goldgelb braten.
3. Zitronensaft und Edamer über die Kartoffeln in die Pfanne geben und geschlossen etwa 5 Minuten überbacken lassen.
4. Den Rucola verlesen. Eventuell in mundgerechte Stücke zerpflücken und auf 2 Teller verteilen.
5. Die Kartoffeln auf dem Salat anrichten. Den Rucola-Kartoffel-Salat mit schwarzem Pfeffer würzen.

Bunter Bohnen-Mais-Salat

Für 2 Personen
Zubereitungszeit: ca. 25 Minuten
230 kcal · 7 g Fett · 26%

100 g Kidneybohnen (Dose)
200 g Mais (Dose)
1 Zwiebel
50 g Leerdamer light (30 % F. i. Tr.)
100 g Radicchio
100 g Eisbergsalat
2 EL Weißweinessig
Salz
schwarzer Pfeffer
1 Bund glatte Petersilie

1. Das Dosenwasser von Kidneybohnen und Mais abgießen. Vom Dosenwasser des Maises 4 Eßlöffel auffangen.
2. Die Zwiebel kleinschneiden und den Leerdamer würfeln. Beides zusammen mit den Bohnen und dem Mais in eine Schüssel geben.
3. Die Blattsalate verlesen und die Blätter in mundgerechte Stücke schneiden, zu den anderen Salatzutaten geben.
4. Den Essig mit dem aufgefangenen Dosenwasser verrühren. Mit Salz und Pfeffer würzen.
5. Ein paar schöne Petersilienblätter beiseite legen. Die restlichen Petersilienblätter von den Stielen zupfen und fein hacken, zusammen mit dem Dressing unter den Salat mischen. Dann mit den ganzen Petersilienblätter garnieren.

TIP

Dazu paßt Baguette! Um mit Ihrem Fettverzehr nicht über 30 Fettkalorienprozent zu kommen, sollten Sie das Baguette ohne Butter oder Margarine essen.
(auf dem Foto)

Sommerlicher Nudelsalat

Für 2 Personen
Zubereitungszeit: ca. 20 Minuten
510 kcal · 11g Fett · 20%

200 g Hörnchennudeln
Salz, 4 Gewürzgurken
50 g fettarme Fleischwurst (10% F.)
100 g Champignons (Glas)
150 g feine TK-Erbsen
1 EL Obstessig
schwarzer Pfeffer
100 g Joghurt (0,1% F.)
50 g saure Sahne (10% F.)
1 EL Salatmayonnaise
1 EL Mango Chutney

1. Die Nudeln in reichlich Salzwasser bißfest kochen. Inzwischen die Gurken und die Fleischwurst fein würfeln und in eine Schüssel geben.
2. Die in Scheiben geschnittenen Champignons und die Erbsen dazugeben, mit Essig und Pfeffer würzen und alles vermischen.
3. Die Nudeln abgießen, abschrecken und abtropfen lassen. Joghurt, saure Sahne, Salatmayonnaise mit dem Mango Chutney verrühren. Mit Salz und Pfeffer abschmecken.
4. Zum Schluß Salat und Sauce miteinander vermischen und etwa 1 Stunde im Kühlschrank durchziehen lassen.

TIPS

- Wer mag kann dazu noch eine Scheibe Vollkornbrot essen.
- Der Salat eignet sich hervorragend fürs Büro! Wer im Büro keine Kühlmöglichkeit hat, sollte tiefgekühlte Erbsen verwenden und diese erst morgens dazugeben. So bleibt der Salat für einige Stunden kühl und die Erbsen tauen langsam auf.

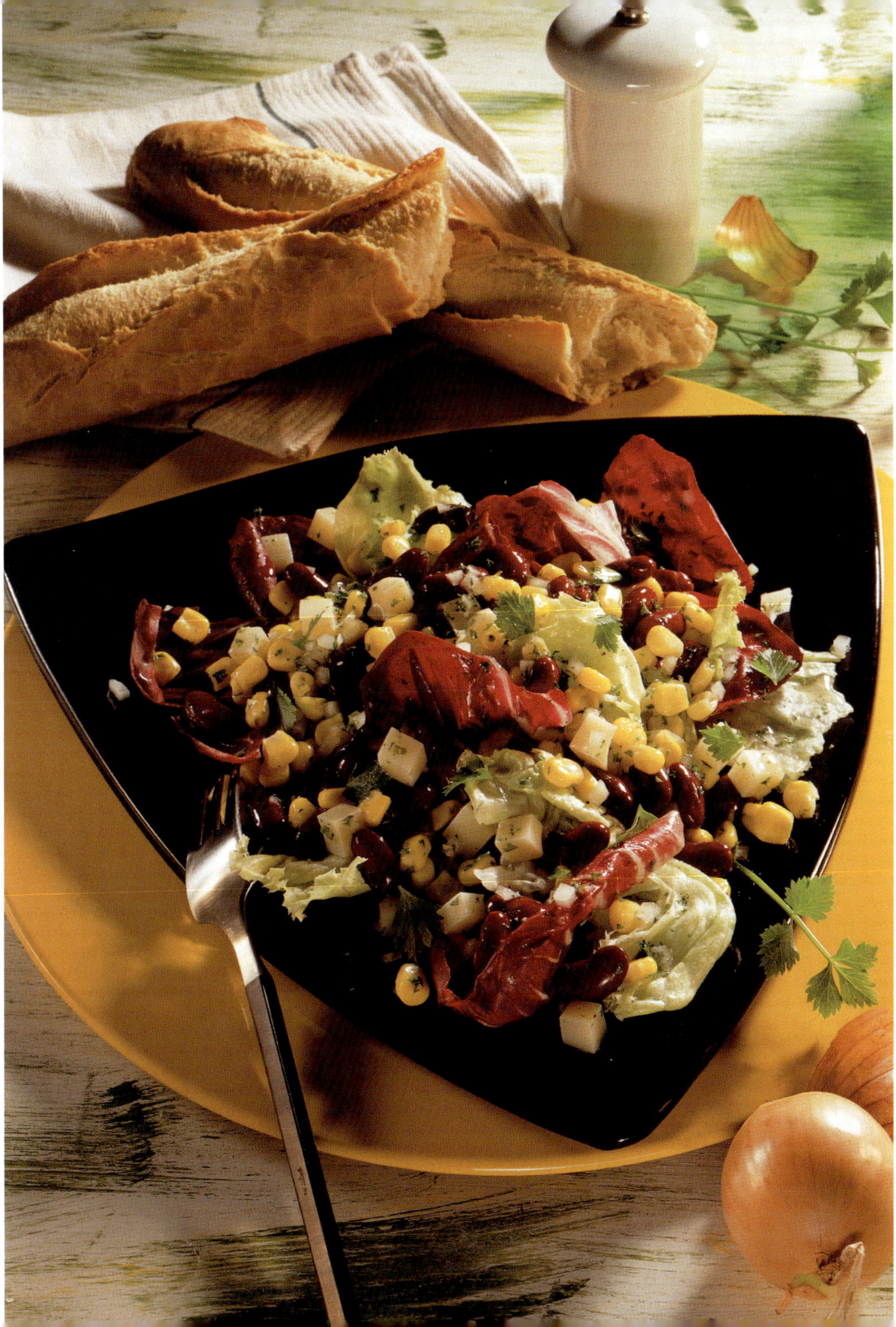

Reissalat mit Muscheln

Für 2 Personen
Zubereitungszeit: ca. 35 Minuten
325 kcal · 9,5 g Fett · 26%

100 g Langkornreis
2 Tomaten
200 g Brokkoli
Salz
80 g Venusmuscheln (Dose)
1 kleiner Kopf Radicchio
150 g saure Sahne (10% F.)
2 EL gemischte Kräuter
schwarzer Pfeffer
3 Knoblauchzehen

1. Den Reis nach Packungsanleitung etwa 20 Minuten kochen. Inzwischen die Tomaten in kleine Würfel schneiden. Den Brokkoli in Röschen teilen und in Salzwasser blanchieren. Abtropfen lassen.
2. Die Venusmuscheln gut abtropfen lassen. Den Radicchio in feine Streifen schneiden.
3. Die saure Sahne mit den Kräutern verrühren. Mit Salz und Pfeffer abschmecken. Die geschälten Knoblauchzehen durch die Knoblauchpresse ins Dressing drücken und alles verrühren.
4. Den Reis abtropfen lassen und mit den anderen Salatzutaten vermischen. Zum Schluß das Dressing unter den Salat geben.

(auf dem Foto)

Kartoffelsuppe mit Hähnchenstreifen

Für 2 Personen
Zubereitungszeit: ca. 45 Minuten
360 kcal · 8,5 g Fett · 21%

250 g festkochende Kartoffeln
1 Bund Suppengrün
100 g Hähnchenbrustfilet
1 EL Sonnenblumenöl
1 Beutel Kartoffelsuppe
(Instant für 1 l Wasser)
4–5 Spritzer Worcestersauce
2 Scheiben Roggenknäckebrot

1. Die Kartoffeln schälen und in 1 bis 2 cm große Würfel schneiden. Das Suppengrün putzen und ebenfalls in 1 bis 2 cm große Würfel schneiden.
2. Das Öl in einem großen Topf erhitzen. Das Hähnchenbrustfilet darin von beiden Seiten anbraten.
3. Die Kartoffelwürfel und das Suppengrün dazugeben und andünsten. Nach weiteren 5 Minuten das Filet herausnehmen und in feine Streifen schneiden.
4. Etwa 1 Liter Wasser an die Kartoffelwürfel und das Suppengrün gießen und alles etwa 15 Minuten garen.
5. Das Instantpulver für Kartoffelsuppe in die Suppe rühren und etwa 1 Minute aufkochen lassen. Die Filetstreifen in die Suppe geben, damit diese wieder warm werden.
6. Die Suppe mit Worcestersauce abschmecken. Das Knäckebrot zerkrümeln. Die Kartoffelsuppe in Suppentassen füllen und mit den Knäkkebrotkrümel bestreuen.

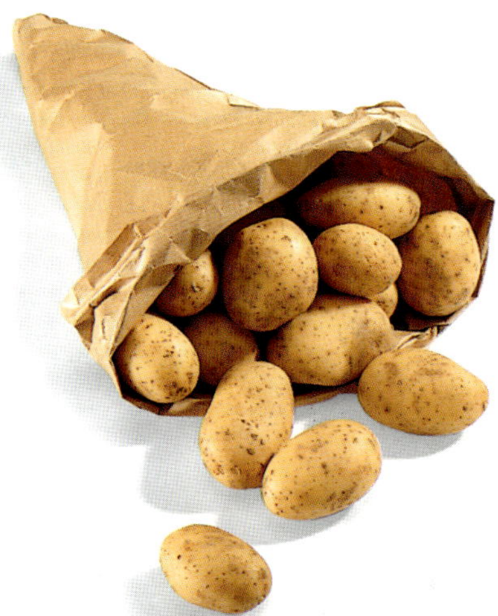

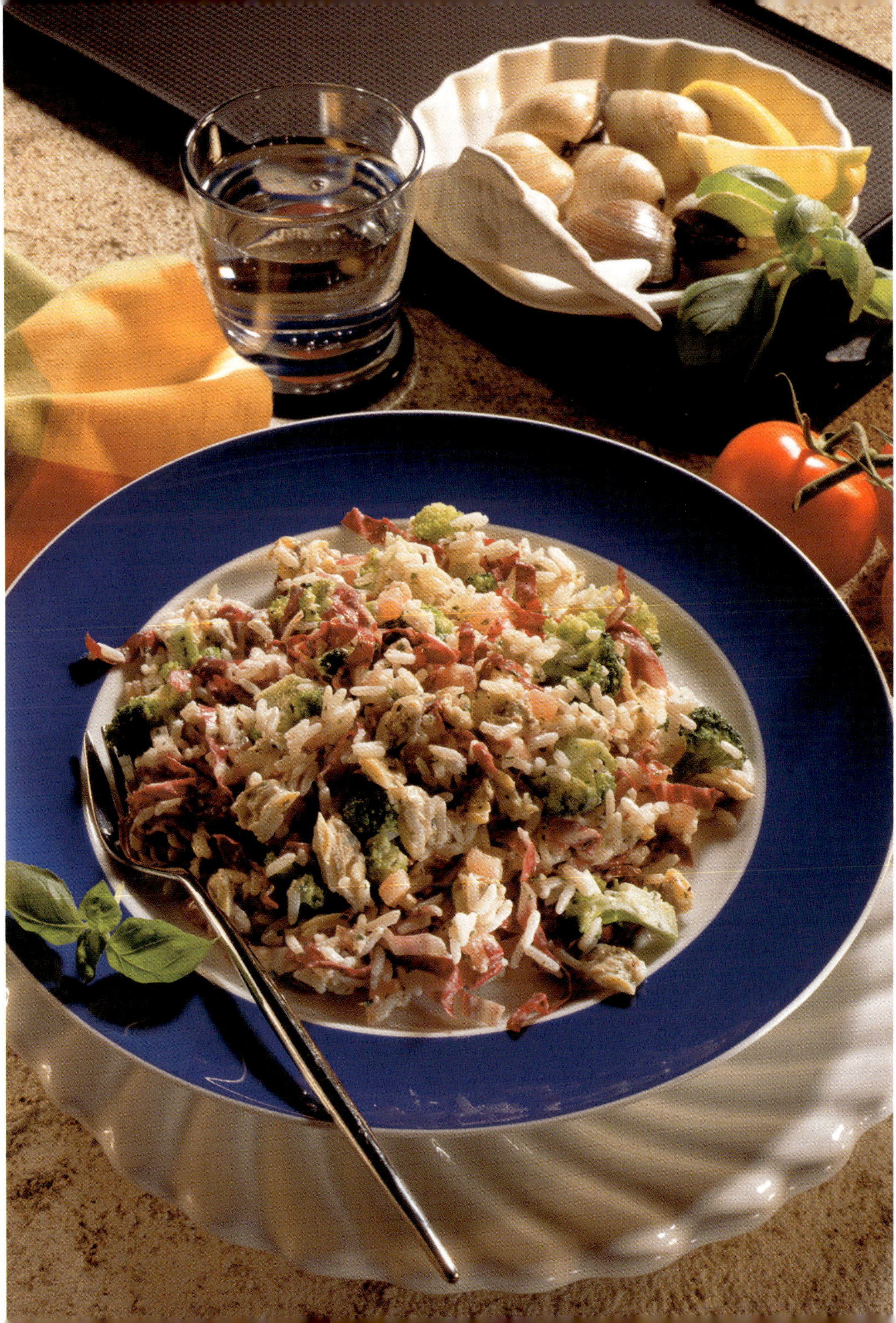

Gemüsesuppe

Für 2 Personen
Zubereitungszeit: ca. 40 Minuten
380 kcal · 8 g Fett · 19%

2 Stangen Lauch
4 Möhren
6 Kartoffeln
1 kleiner Blumenkohl
1 EL Olivenöl
1 l Gemüsebrühe
Salz
Muskat
schwarzer Pfeffer
1 Bund krause Petersilie

1. Den Lauch in schmale Ringe schneiden, die Möhren in dünne Scheiben schneiden. Die Kartoffeln schälen und fein würfeln. Den Blumenkohl in kleine Röschen zerteilen.
2. Das Olivenöl in einem großen Topf erhitzen. Die Kartoffeln und das Gemüse darin andünsten. Mit Gemüsebrühe ablöschen und etwa 12 Minuten kochen lassen.
3. Die Gemüsesuppe mit Salz, Muskat und Pfeffer abschmecken. Die Petersilienblätter von den Stielen zupfen. Die Suppe in Suppentassen füllen und mit Petersilie bestreuen.

(auf dem Foto)

Bohnen-Tomaten-Topf

Für 2 Personen
Zubereitungszeit: ca. 25 Minuten
230 kcal · 6,5 g Fett · 25%

1 Stange Lauch
8 Tomaten
1 EL Olivenöl
200 g dicke, weiße Bohnenkerne (Dose)
1 Knoblauchzehe
¾ l Gemüsebrühe
100 g Lachsschinken (1% F.)
1 Bund Petersilie

1. Den Lauch in Ringe schneiden, die Tomaten achteln.
2. Das Öl in einem großen Topf erhitzen, den Knoblauch durch die Knoblauchpresse ins Öl drücken und andünsten.
3. Bohnen abgießen und zusammen mit den Lauchringen und Tomatenachteln dazugeben und kurz andünsten. Die Brühe angießen und die Suppe etwa 5 Minuten kochen.
4. Den Lachsschinken in feine Streifen schneiden. Die Petersilienblätter von den Stielen zupfen und fein hacken.
5. Die Schinkenstreifen und die Petersilie kurz vor dem Servieren unter die nicht mehr kochende Bohnen-Tomaten-Suppe rühren.

Fenchel-Tomaten-Suppe

Für 2 Personen
Zubereitungszeit: ca. 35 Minuten
330 kcal · 7 g Fett · 19%

2 Fenchelknollen
2 Zwiebeln
1 EL Olivenöl
Paprikapulver edelsüß
½ l Gemüsebrühe
800 g Tomaten mit Saft (Dose)
80 g Vollkornreis
4 – 5 Spritzer Tabasco
1 EL getrocknetes Basilikum
schwarzer Pfeffer
Salz
frische Basilikumblätter

1. Fenchelknollen und Zwiebel würfeln. Das Öl in einem großen Topf erhitzen, Fenchel- und Zwiebelwürfel dazugeben. Mit Paprika würzen und alles anbraten. Mit der Gemüsebrühe ablöschen.
2. Die Tomaten mit Saft sowie den Reis dazugeben. Mit Tabasco, getrocknetem Basilikum, Pfeffer und Salz abschmecken.
3. Die Suppe aufkochen und etwa 20 Minuten bei milder Hitze köcheln lassen. Mit frischen Basilikumblättern anrichten.

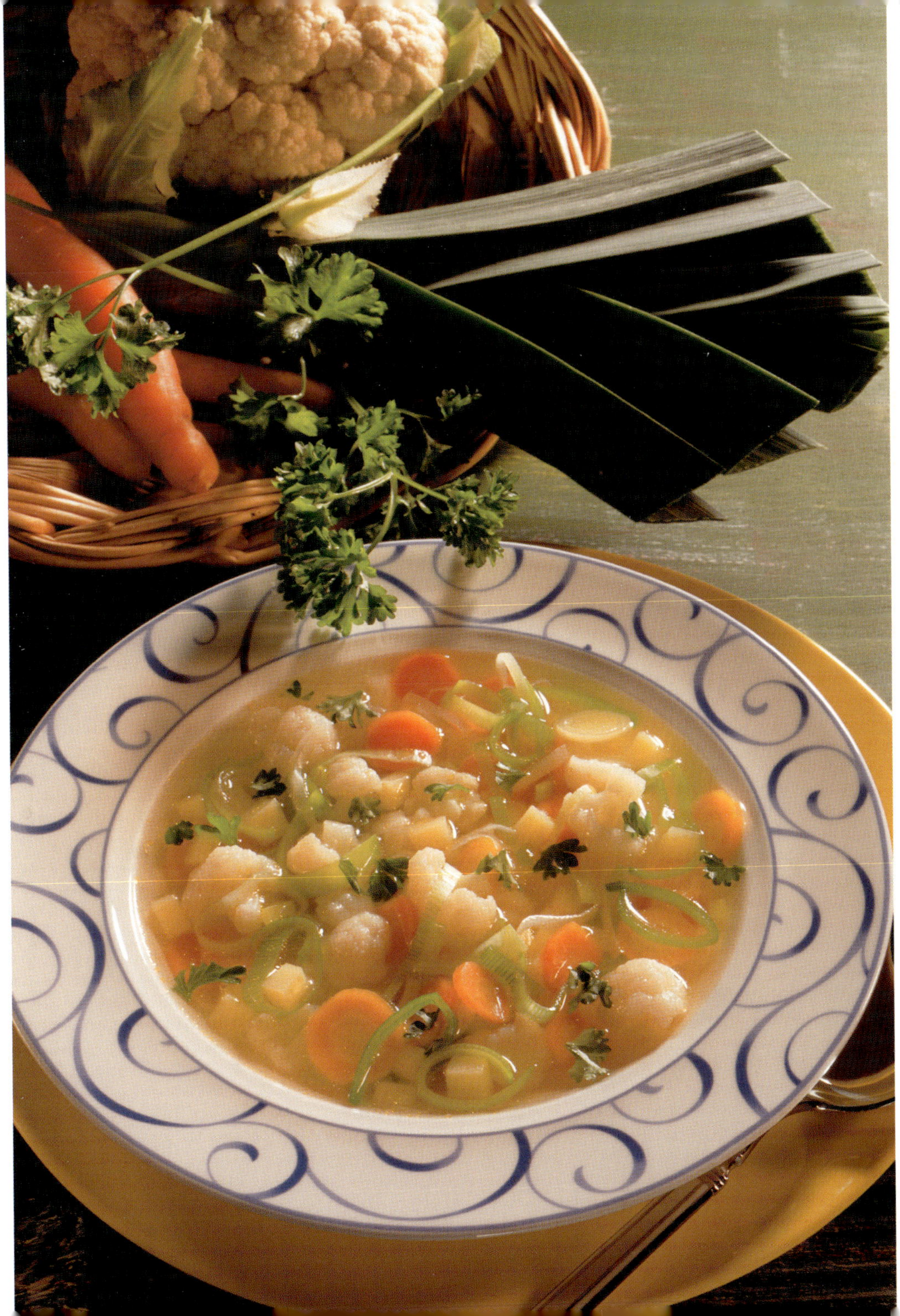

Kalte Ananas-Gurken-Suppe

Für 2 Personen
Zubereitungszeit: ca. 15 Minuten
200 kcal · 4 g Fett · 17%

½ Salatgurke
200 g frische Ananas
2 eingelegte, milde Peperoni
300 g Joghurt (1,5% F.)
½ l kalte Gemüsebrühe
Salz
Curry
4–5 Spritzer Sojasauce
2 Zweige Pfefferminze
2 Scheiben Vollkorntoastbrot

1. Die Gurke schälen und raspeln. Die Ananas in sehr kleine Stücke schneiden. Die Peperoni in Ringe schneiden.
2. Den Joghurt mit der Brühe glattrühren. Die Gurkenraspeln, Ananasstücke und Peperoniringe unter die Suppe rühren.
3. Dann die Gurken-Ananas-Suppe mit Salz, Curry und Sojasauce abschmecken.
4. Die Suppe in Suppentassen anrichten und mit Minze garnieren. Die Toastscheiben rösten, diagonal durchschneiden und zur Suppe servieren.

Linsen-Apfel-Eintopf

Für 2 Personen
Zubereitungszeit: ca. 25 Minuten
550 kcal · 10 g Fett · 16%

1 Zwiebel
1 Bund Suppengrün
1 TL Sonnenblumenöl
½ TL Curry
200 g Linsen (Dose)
½ l Gemüsebrühe
2 Äpfel
100 g fettarme Fleischwurst (10 % F.)
Salz , schwarzer Pfeffer
3 EL Apfelessig
2 EL Schnittlauchröllchen

1. Die Zwiebel und das Suppengrün in kleine Würfel schneiden. Das Öl in einem großen Topf erhitzen und die Gemüsewürfel dazugeben, mit Curry bestäuben und alles andünsten.
2. Die Linsen und die Brühe dazugeben, den Eintopf etwa 10 Minuten köcheln lassen.
3. Die Äpfel in kleine Würfel schneiden, die Fleischwurst in Scheiben schneiden. Beides zum Eintopf geben erhitzen. Mit Salz, Pfeffer und Apfelessig abschmecken.
4. Den Eintopf in tiefen Tellern anrichten und mit Schnittlauchröllchen bestreuen
(auf dem Foto)

Möhren-Bananen-Rohkost

Für 2 Personen
Zubereitungszeit: ca. 15 Minuten
310 kcal · 2,5 g Fett · 7%

8 Möhren
2 Bananen
3 Zweige Zitronenmelisse
200 g Joghurt (1,5% F.)
1 EL Honig
Korianderpulver
2 Scheiben Pumpernickel

1. Die Möhren grob raspeln. Die Bananen in Scheiben schneiden. Die Melisseblätter von den Stielen zupfen und fein hacken.
2. Den Joghurt mit dem Honig glattrühren, mit Melisse und Korianderpulver würzen. Das Dressing über die Rohkost geben.
3. Die Möhren-Bananen-Rohkost auf den beiden Scheiben Pumpernickel verteilen.

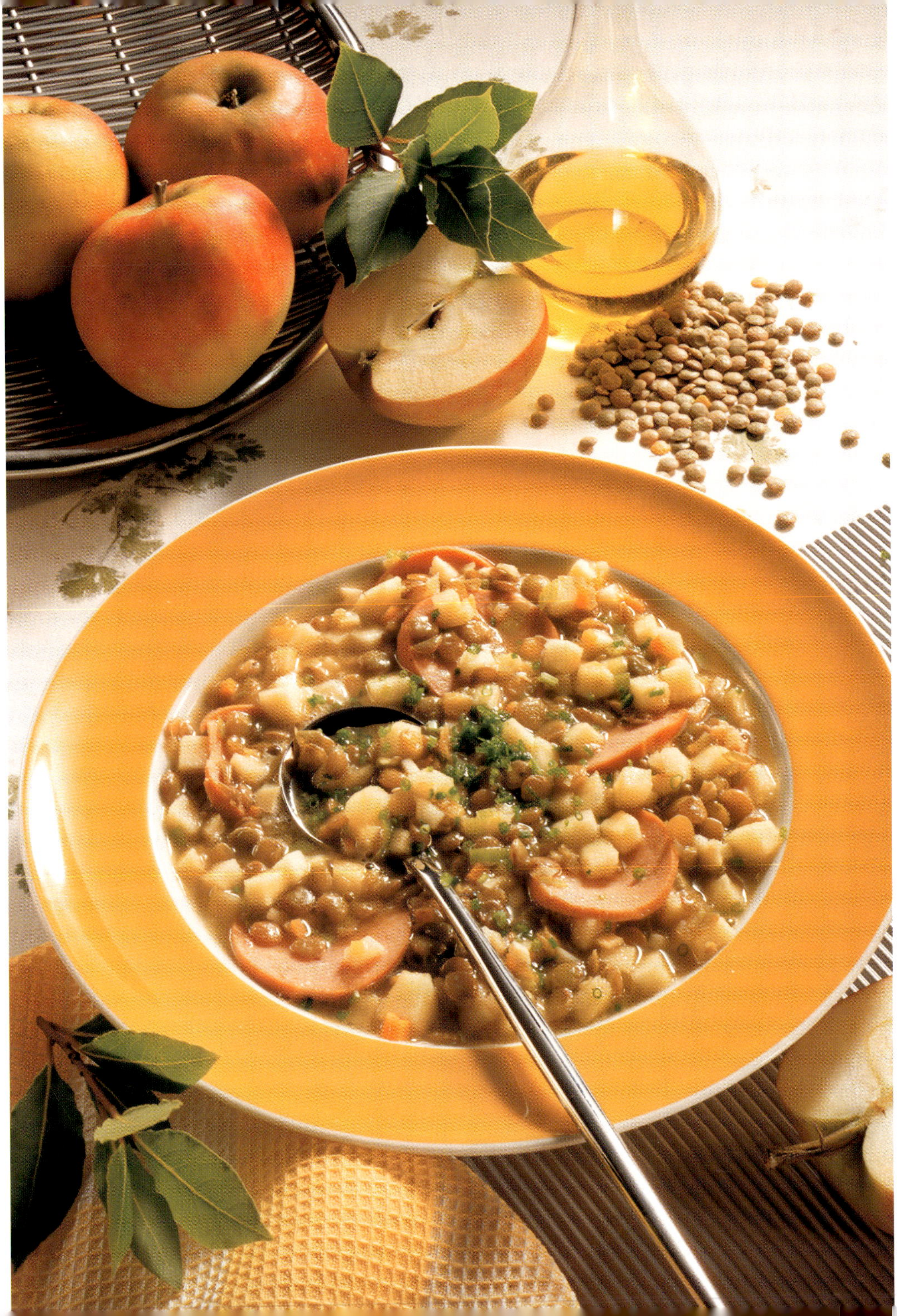

Bruschetta mit Frischkäse

Für 2 Personen
Zubereitungszeit: ca. 15 Minuten
200 kcal · 4,5 g Fett · 20%

1 Knoblauchzehe
1 TL Olivenöl
4 Tomaten
4 Scheiben Ciabatta
Salz
schwarzer Pfeffer
½ TL getrocknete italienische Kräuter
100 g körniger Frischkäse (0,2% F.)

1. Eine beschichtete Pfanne vor dem Erhitzen mit der aufgeschnittenen Knoblauchzehe einreiben und dem Olivenöl auspinseln.
2. Die Tomaten in Scheiben schneiden, in die Pfanne legen und zugedeckt erhitzen. Die Brotscheiben toasten.
3. Nach etwa 2 Minuten die Tomatenscheiben wenden, mit Salz, Pfeffer würzen und den Kräutern bestreuen.
4. Bei schwacher Hitze etwa 1 Minute weiter garen. Dann den Frischkäse auf die Tomatenscheiben verteilen und zugedeckt 1 Minute den Käse schmelzen lassen.
5. Die Tomatenscheiben auf die getoasteten Brotscheiben geben und noch warm servieren.

Gemüsetoast

Für 2 Personen
Zubereitungszeit: ca. 30 Minuten
130 kcal · 4 g Fett · 28%

1 Fenchelknolle
1 kleine, rote Paprika
250 g Brokkoli
4–5 Tropfen Öl
Salz, schwarzer Pfeffer
2 Scheiben Vollkorntoastbrot
1 TL milder Senf
2 TL Quark (0,2% F.)
1 EL gehackte, frische Petersilie
2 Scheiben fettreduzierter Scheiblettenkäse (12% F.)

1. Die Fenchelknolle in sehr feine Streifen hobeln. Die Paprika in feine, etwa 2 cm lange Streifen schneiden.
2. Den Brokkoli in mittelgroße Röschen zerteilen, den Strunk sehr fein würfeln.
3. Eine beschichtete Pfanne mit Öl auspinseln. Die Gemüsestücke etwa 10 Minuten darin andünsten. Mit Salz und Pfeffer abschmecken.
4. Inzwischen den Backofen auf Grill einstellen. Die Toastscheiben rösten, mit Senf und Quark bestreichen.
5. Das Gemüse auf die Toastbrotscheiben verteilen und mit je einer Käsescheibe belegen.
6. Die Gemüsetoasts für etwa 3 Minuten unter dem Grill überbacken.
(auf dem Foto)

Pilztörtchen

Für 2 Personen
Zubereitungszeit: ca. 30 Minuten
210 kcal · 6 g Fett · 26%

200 g gemischte Pilze
1 Bund Schnittlauch
1 TL Aceto Balsamico
1 EL Olivenöl
schwarzer Pfeffer
Salz
6 dünne Scheiben Weißbrot

1. Den Backofen auf 200 °C vorheizen. Die Pilze grob hacken und den Schnittlauch in feine Röllchen schneiden.
2. Aus dem Aceto Balsamico, Öl, Pfeffer, Salz und Schnittlauchröllchen eine Marinade herstellen. Pilzstücke darin durchziehen lassen.
3. Die Brotscheiben entrinden, rund ausstechen und in 6 beschichtete Tarteletteförmchen (etwa 8 cm Durchmesser) drücken.
4. Die Tartelettes etwa 10 Minuten rösten, bis sie goldbraun sind. Aus den Formen nehmen, mit der Pilzmasse füllen und sofort servieren.
(auf dem Foto)

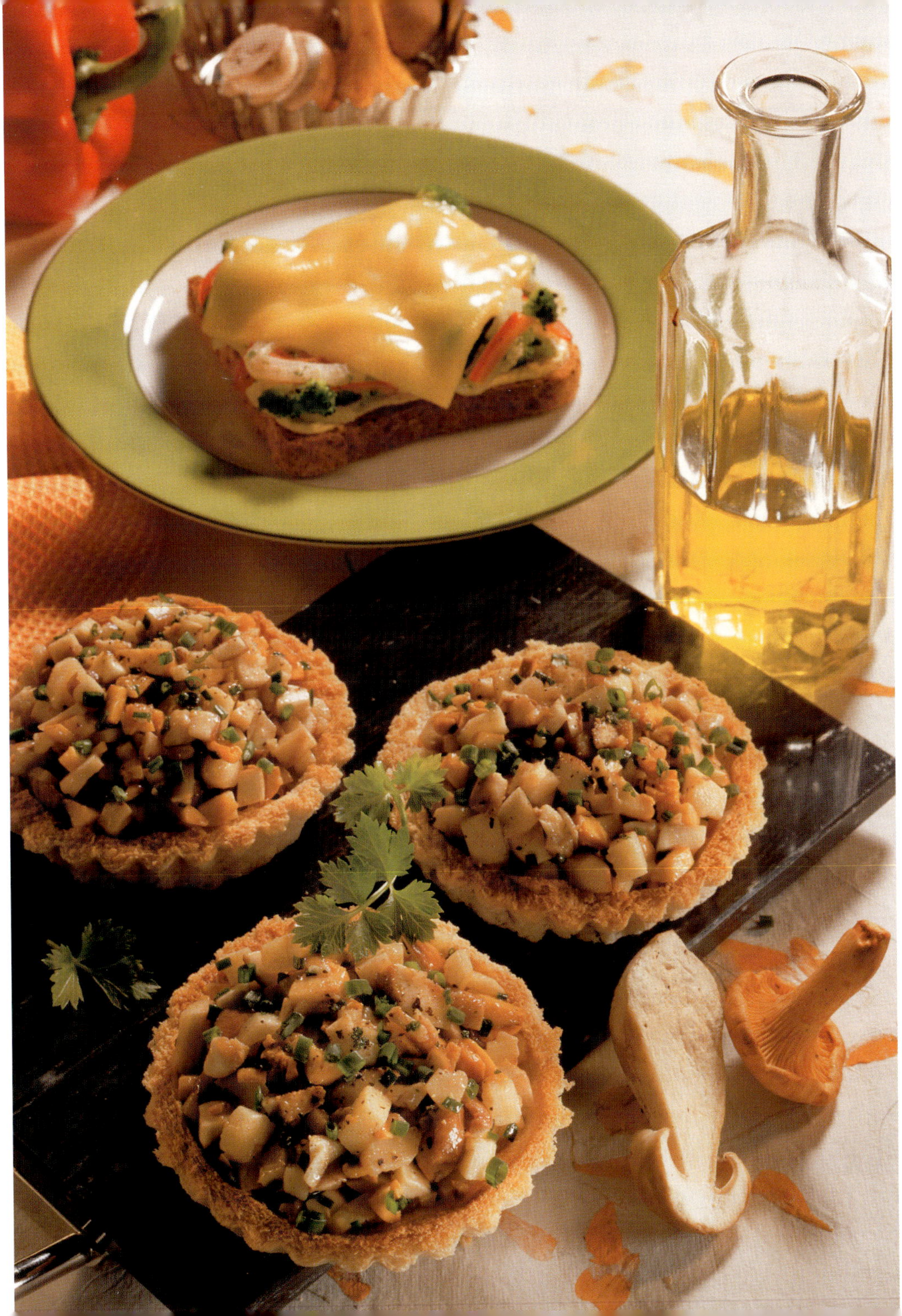

Lachstatar

Für 2 Personen
Zubereitungszeit: ca. 20 Minuten
330 kcal · 8 g Fett · 22%

80 g geräucherter Lachs
1 säuerlicher Apfel
40 g Senfgurke
50 g saure Sahne (10% F.)
1 EL gehackter Dill
Salz, schwarzer Pfeffer
1 EL mittelscharfer Senf
150 g Pumpernickeltaler
2 Zweige Dill zum Garnieren

1. Den Lachs in sehr kleine Stücke schneiden. Den Apfel schälen und fein würfeln. Die Senfgurke ebenfalls in sehr kleine Würfel schneiden. Alles in eine Schüssel geben.
2. Die saure Sahne mit dem Dill, Salz, Pfeffer und Senf zu einem Dressing verrühren. Das Dressing mit den kleingeschnittenen Zutaten zusammen vermischen.
3. Das Tatar auf die Pumpernickeltaler verteilen und mit Dill garnieren.

Gemüse in Tomatengelee

Für 2 Personen
Zubereitungszeit: ca. ½ Stunde
Kühlzeit: ca. 3 Stunden
200 kcal · 3,5 g Fett · 16%

3 Blatt weiße Gelatine
1 Zucchino
50 g Champignons
1 TL Olivenöl
40 g Maiskölbchen (Glas)
2 Zweige Basilikum
Salz
200 g Tomaten (Dose)
1 Prise Zucker
4 –5 Spritzer Tabasco
4 Scheiben Mehrkornbrot

1. Die Gelatine in 3 Eßlöffeln kaltem Wasser einweichen.
2. Den Zucchino fein würfeln und in wenig Wasser blanchieren. Die Champignons putzen und in dünne Scheiben schneiden.
3. Das Olivenöl in einer beschichtet Pfanne erhitzen. Die Champignonscheiben kurz andünsten.
4. Die Maiskölbchen in Scheiben, die Basilikumblätter in Streifen schneiden. Zucchini und Champignons mit den Maiskölbchen und dem Basilkum mischen und leicht salzen und auf einem Sieb beiseite stellen.
5. Die Tomaten mit ihrem Saft im Mixer pürieren und durch ein Sieb streichen. Mit Salz, Zucker und Tabasco abschmecken.
6. Dann 3 Eßlöffel des Tomatenpürees erwärmen und die ausgedrückte Gelatine darin auflösen. Unter das restliche Tomatenpüree rühren und kalt stellen, bis die Masse beginnt, steif zu werden.
7. Das Gemüse unter die gelierende Masse rühren. Das Ganze in einer kalt ausgespülten, eckigen Form (etwa 20 cm lang) etwa 3 Stunden kalt stellen.
8. Das Gelee aus der Form lösen in Scheiben schneiden und mit dem Mehrkornbrot servieren.
(auf dem Foto)

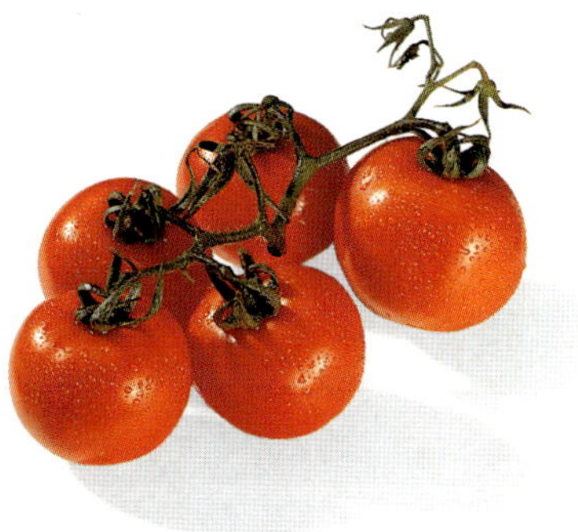

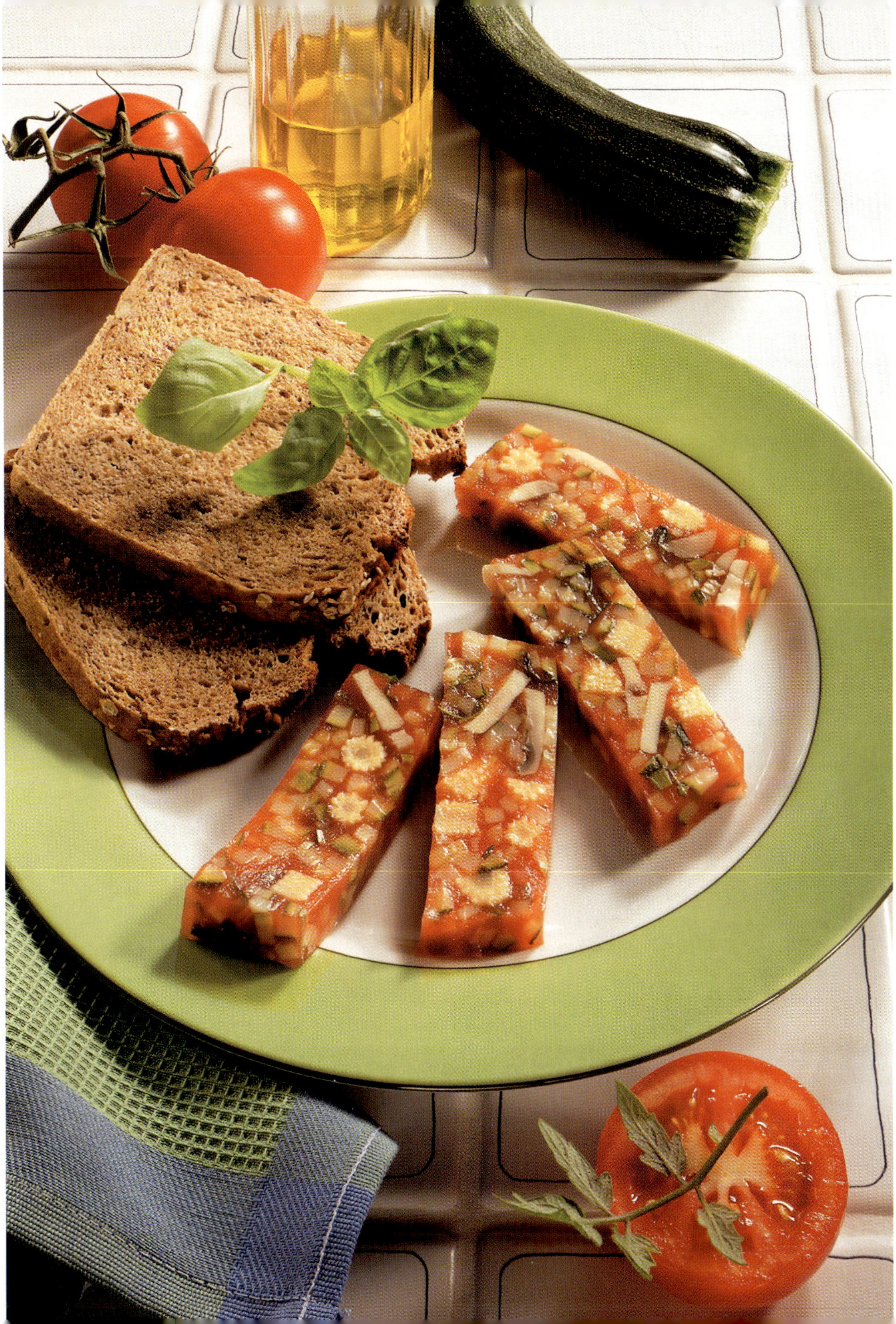

Spargel-Pilz-Carpaccio

Für 2 Personen
Zubereitungszeit: ca. 30 Minuten
210 kcal · 7 g Fett · 30%

100 g Rucola
250 g grüner Spargel
200 g Champignons
Saft von 2 Zitronen
1 frische rote Chilischote
1 Knoblauchzehe
1 EL Olivenöl
200 g geschälte Garnelen
1 Bund Dill

1. Den Rucola eventuell in mundgerechte Stücke zerpflücken und auf 2 Tellern anrichten.
2. Vom Spargel die Enden abschneiden und schräg in dünne Streifen schneiden. Die Champignons putzen und in dünne Scheiben schneiden. Beides auf den Tellern mit dem Rucola anrichten. Mit dem Saft von 1 Zitrone beträufeln.
3. Die Chilischote würfeln. Das Öl in einer beschichteten Pfanne erhitzen. Die Knoblauchzehe mit einer Knoblauchpresse ins heiße Öl drücken. Zusammen mit den Chilischotenwürfeln dünsten.
4. Die Garnelen hinzugeben und etwa 2 Minuten anbraten. Mit dem Saft der zweiten Zitrone ablöschen.
5. Den Dill von den Zweigen zupfen und fein hacken. Die Garnelen auf den Salat geben und alles mit Dill bestreuen.

TIP
Dazu paßt Baguette.

Grillgemüse im Fladenbrot

Für 2 Personen
Zubereitungszeit: ca. 30 Minuten
320 kcal · 4,5 g Fett · 13%

1 kleine rote Paprika
1 kleine gelbe Paprika
1 kleine Zucchini
½ Aubergine
2 Tomaten
1 kleine Zwiebel
2 Knoblauchzehen
150 g Kefir (1,5 % F.)
1 TL gehackter Dill
weißer Pfeffer
Salz
2 kleine Fladenbrote
2 Salatblätter zum Garnieren
Paprikapulver zum Garnieren

1. Backofen auf 200 °C vorheizen. Das geputzte Gemüse, die Zwiebel und eine Knoblauchzehe auf einen mit Alufolie abgedeckten Grillrost legen und etwa 20 Minuten im Ofen garen.
2. In der Zwischenzeit die zweite Knoblauchzehe durch die Presse in den Kefir drükken. Mit dem Dill würzen und alles miteinander verrühren. Mit Pfeffer und Salz abschmecken.
3. Das Gemüse aus dem Ofen holen. Die Fladenbrote kurz im noch warmen Ofen aufbacken.
4. Zucchini, Aubergine und Tomaten sowie Zwiebel und Knoblauch in Scheiben schneiden. Die Paprikaschoten in Streifen schneiden.
5. Die Brote aus dem Backofen nehmen. Mit je einem Salatblatt und Gemüse füllen und das Knoblauch-Kefir-Dressing darauf geben. Mit Paprikapulver bestreuen. Zusammenklappen und noch warm servieren.

TIP
Falls Sie keine kleinen Fladenbrote bekommen, können Sie für ein kleines Fladenbrot auch ein Viertel eines großen Fladenbrotes verwenden.

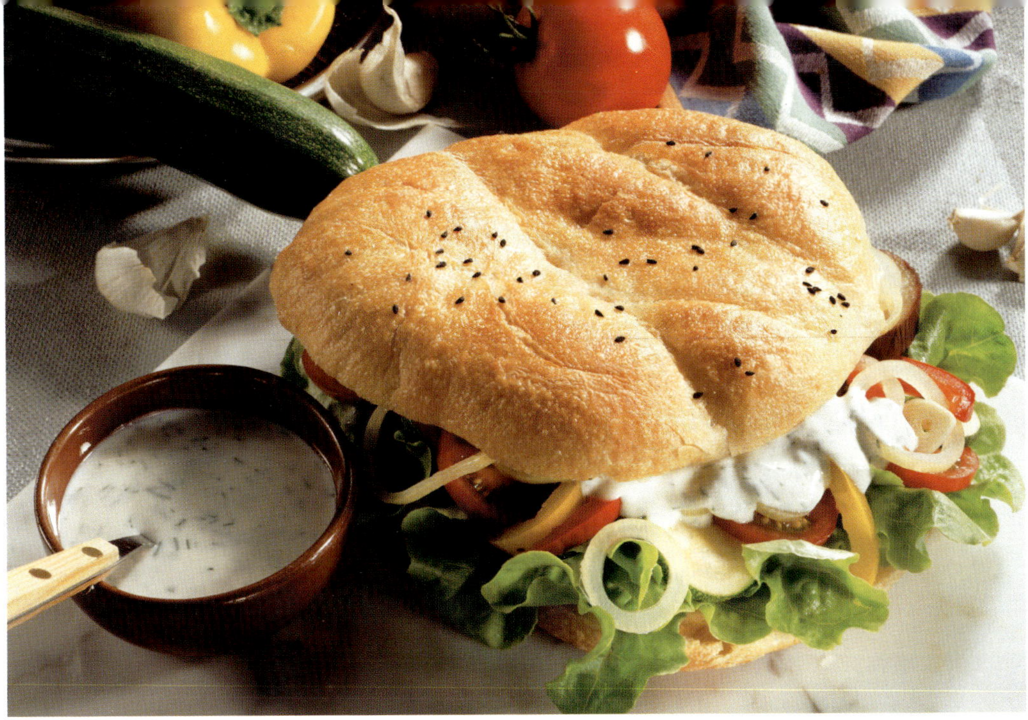

Grillgemüse im Fladenbrot

Rohkoststifte mit Dip

Für 2 Personen
Zubereitungszeit: ca. 20 Minuten
330 kcal · 2 g Fett · 6%

1 rote Paprika
1 gelbe Paprika
4 Möhren
½ Salatgurke
1 Kohlrabi
4 Stangen Staudensellerie
1 Bund Schnittlauch
1 Bund Dill, 1 Bund Petersilie
500 g Quark (0,2% F.)
Salz, schwarzer Pfeffer
2 Laugenbrezeln

1. Das Gemüse putzen. Die Paprika in Streifen schneiden. Die Möhren in Stifte schneiden. Die Gurke eventuell enkernen und in „Achtelsticks“ schneiden. Den Kohlrabi zuerst in Scheiben, dann in Stifte schneiden.
2. Den Schnittlauch in Röllchen schneiden, Dill und Petersilie von den Stielen zupfen. Die Kräuter fein hacken.
3. Den Quark mit den Kräutern mischen und mit Salz und Pfeffer abschmecken.
4. Die Rohkoststifte auf 2 Tellern verteilen, den Quarkdip und die Laugenbrezeln dazu reichen.

TIP

Falls Ihnen der Quark zu trocken ist, rühren Sie ihn mit etwas Mineralwasser an.

Hauptgerichte mit Fleisch

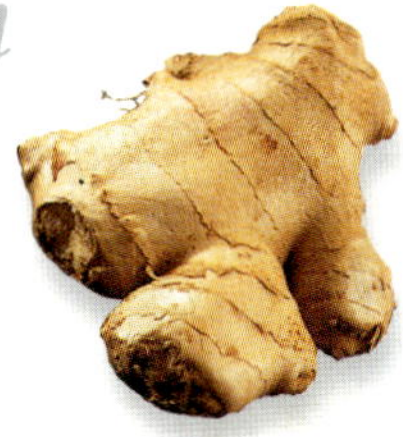

Putenrollen mit Mangold

Für 2 Personen
Zubereitungszeit: ca. 45 Minuten
460 kcal · 10,5 g Fett · 21%

2 Putenschnitzel à 150 g
Salz
schwarzer Pfeffer
1 Möhre
ca. 4 mm frischer Ingwer
60 g Sojasprossen (Glas)
1 EL gehackte Petersilie
1 TL Öl
100 g Basmatireis
2 EL Tomatenketchup
1 EL Apfelessig
1 EL Honig
100 ml Geflügelbrühe
300 g Mangold
1 EL Butter
½ TL gemahlener Koriandersamen

1. Die Schnitzel flachklopfen, salzen und pfeffern. Die Möhre fein würfeln. Den geschälten Ingwer fein raspeln oder sehr fein würfeln.
2. Die Sprossen mit der Hälfte der Möhrenwürfel, den Ingwerraspeln und der gehackten Petersilie mischen und auf die Schnitzel geben. Die Fleischränder etwas einschlagen, zu Rouladen aufrollen und mit Zahnstochern feststecken.
3. Eine beschichtete Pfanne mit dem Öl auspinseln. Die Pfanne erhitzen und die Rouladen von allen Seiten anbraten. Sie danach aus der Pfanne nehmen. Den Basmatireis in reichlich Salzwasser etwa 15 Minuten kochen.
4. Die restlichen Möhrenwürfel in der Pfanne dünsten. Anschließend Tomatenketchup, Apfelessig, Honig und Geflügelbrühe dazugeben und alles einmal aufkochen lassen.
5. Die Rouladen in die Sauce legen und zugedeckt, bei schwacher Hitze etwa 15 Minuten garen.
6. In der Zwischenzeit die Stiele aus den Mangoldblättern herausschneiden und die Blätter grob hacken. Die Butter in einem Topf zerlassen und den Mangold darin zugedeckt etwa 5 Minuten dünsten. Mit Salz, Pfeffer und Koriander abschmecken.
7. Die Rouladen vor dem Anrichten einmal schräg durchschneiden. Sie danach mit der Sauce und dem Mangold auf 2 Tellern anrichten. Basmatireis dazu reichen. (auf dem Foto)

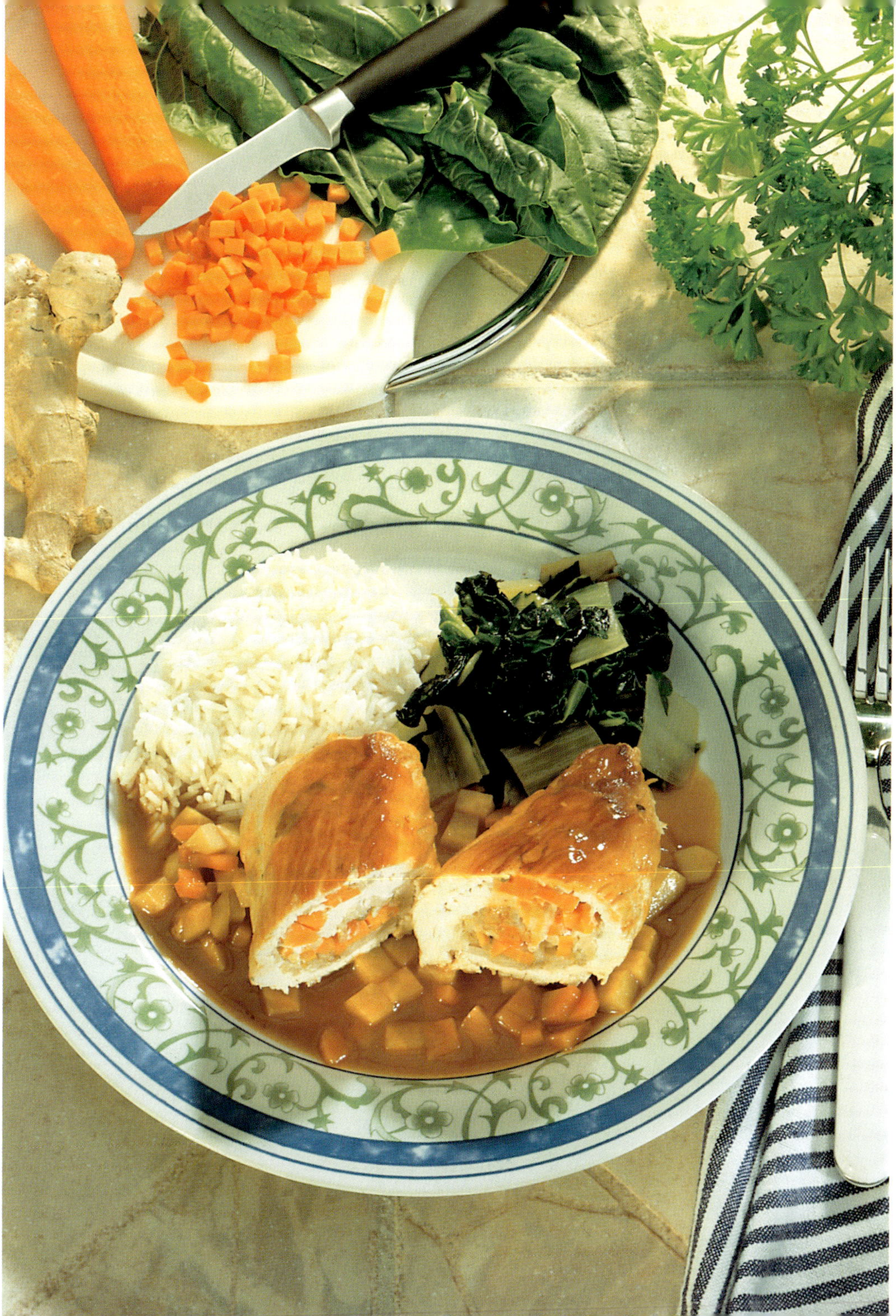

Schweinefilet mit Pflaumensauce

Für 2 Personen
Zubereitungszeit: ca. 45 Minuten
540 kcal · 14,5 g Fett · 24%

250 g Kartoffeln
50 g entsteinte, weiche Trockenpflaumen
300 ml Pflaumensaft
1 EL Honig
1 Prise Zimt
300 g Schweinefilet
1 Möhre
1 Apfel
2 Tomaten
1 ½ EL Öl
200 g Zuckererbsenschoten
70 g saure Sahne
Salz, schwarzer Pfeffer
Ingwerpulver

1. Die Kartoffeln mit Schale in Salzwasser etwa 20 Minuten kochen. Die Pflaumen mit 100 ml Pflaumensaft aufkochen. Mit Honig und Zimt abschmecken.
2. Das Schweinefilet in 2 oder 4 gleich große Stücke teilen. Diese eventuell noch etwas flachdrücken. Die Möhre putzen und in feine Würfel schneiden. Den Apfel schälen und ebenfalls fein würfeln.
3. Die Tomaten über Kreuz einritzen, mit kochendem Wasser überbrühen und enthäuten. Das Fruchtfleisch entkernen und würfeln.
4. Eine beschichtete Pfanne mit Öl auspinseln. Die Pfanne erhitzen und die Filets darin auf beiden Seiten hellbraun braten, herausnehmen und beiseite stellen.
5. Die Möhrenwürfel im Bratensatz dünsten und die Apfelwürfel kurz danach dazugeben. Mit dem restlichen Pflaumensaft ablöschen, das Fleisch hineingeben und zugedeckt etwa 10 Minuten schmoren lassen.
6. Inzwischen die Kartoffeln abgießen, pellen und in Würfel schneiden. In einer Pfanne mit dem restlichen Öl anbraten. Die Zuckererbsen kurz in kochendem Salzwasser blanchieren.
7. Die Schweinefilets aus der Sauce herausnehmen und zugedeckt warm stellen. Die aufgekochten Pflaumen in die Sauce geben und auf die Hälfte einkochen lassen.
8. Die saure Sahne und die Tomatenwürfel hinzufügen, salzen, pfeffern und mit Ingwerpulver abschmecken.
9. Die Schweinefilets mit den Bratkartoffeln und Zuckererbsen auf 2 Tellern anrichten.

(auf dem Foto)

Rindergeschnetzeltes mit Champignons

Für 2 Personen
Zubereitungszeit: ca. 30 Minuten
600 kcal · 16,5 g Fett · 25%

200 g Bandnudeln
Salz
1 EL Öl
300 g Rindergeschnetzeltes (mager)
1 Zwiebel
100 g Champignons
60 ml Weißwein
70 g saure Sahne (10% F.)
1 EL mittelscharfer Senf
2 EL Wildpreiselbeeren
schwarzer Pfeffer

1. Die Nudeln in reichlich Salzwasser bißfest kochen. Eine beschichtete Pfanne mit Öl auspinseln. Die Pfanne erhitzen, das Rindergeschnetzelte anbraten. Die Zwiebel in Ringe schneiden und zum Fleisch geben.
2. Die Champignons in Scheiben schneiden und zum Geschnetzelten in die Pfanne geben und ebenfalls anbraten. Mit dem Weißwein ablöschen und etwa 10 Minuten zugedeckt köcheln lassen.
3. Die saure Sahne zum Geschnetzelten geben und verrühren. Mit Senf, Preiselbeeren, Salz und Pfeffer abschmecken.

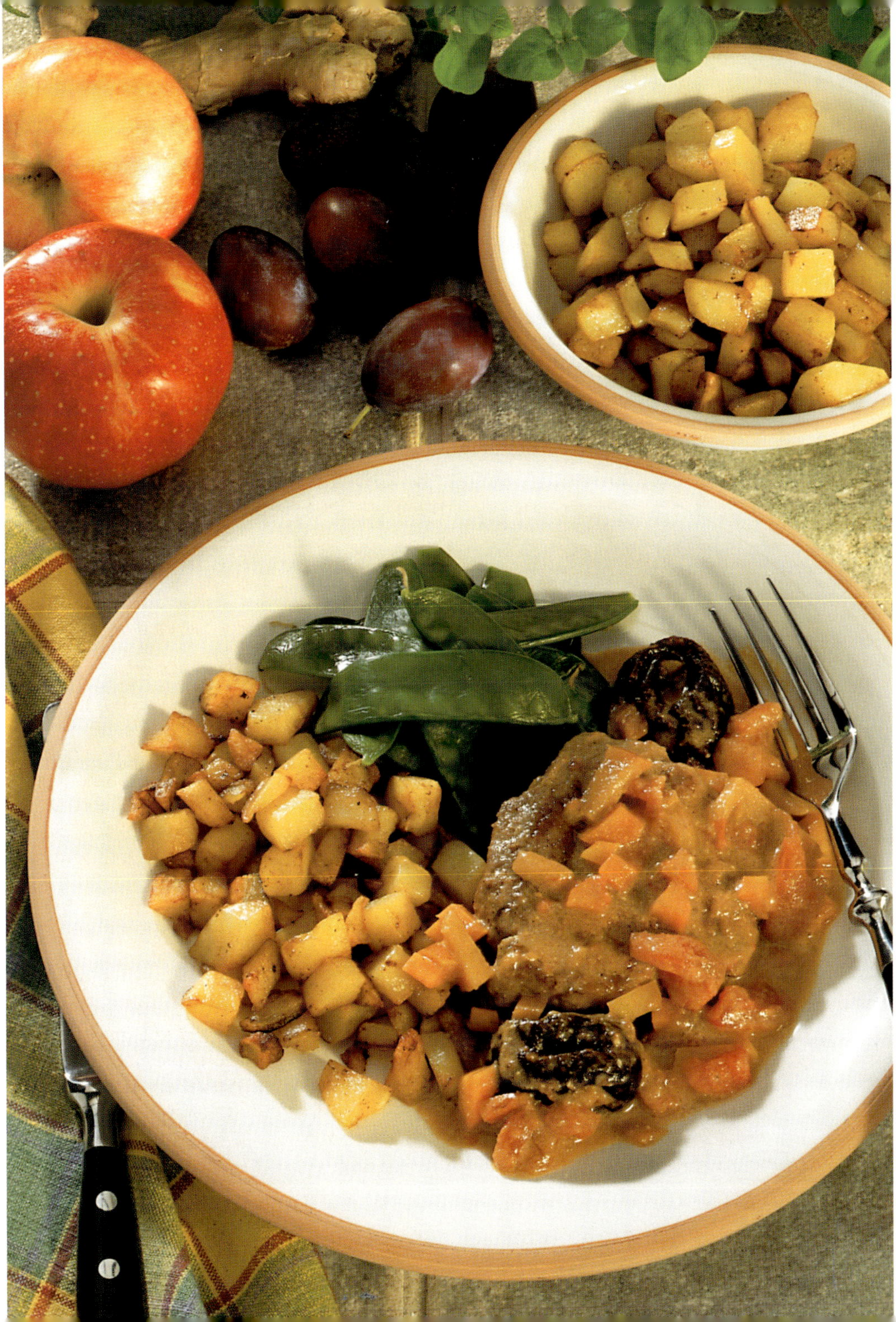

Filetsteaks mit Kartoffelgratin

Für 2 Personen
Zubereitungszeit: ca. 45 Minuten
350 kcal · 10 g Fett · 26%

300 g Kartoffeln
¼ l Milch (1,5% F.)
1 TL Gemüsebrühe (Instant)
1 Prise Muskat
20 g Parmesan
2 Rinderfiletsteaks à 150 g
schwarzer Pfeffer
Salz
4–5 Tropfen Öl

1. Den Backofen auf 200 °C vorheizen. Die Kartoffeln schälen und in sehr feine Scheiben schneiden.
2. In einem Topf zusammen mit der Milch aufkochen, mit Gemüsebrühe und Muskat würzen und etwa 10 Minuten kochen lassen.
3. Die Kartoffelmasse nun in eine flache, feuerfeste Form (etwa 20 cm lang) geben und mit dem Parmesankäse bestreuen. Im Backofen auf mittlerer Schiene etwa 30 Minuten hellbraun überbacken.
5. Die Filetsteaks pfeffern. Eine beschichtete Pfanne mit Öl auspinseln. Die Pfanne erhitzen und die Filetsteaks darin von beiden Seiten braten. Zum Schluß salzen.

TIPS

- Mit einem Gurkenhobel können Sie die Kartoffeln am besten in gleichmäßige hauchdünne Scheiben schneiden.
- Dazu paßt Brokkoli oder Spinat.

Saltimbocca mit Tomatensauce

Für 2 Personen
Zubereitungszeit: ca. 30 Minuten
300 kcal · 9 g Fett · 27%

4 Kalbsschnitzel à 80 g
schwarzer Pfeffer
4 dünne Scheiben Parmaschinken
4 große, frische Salbeiblätter
1 TL Öl
370 g Tomatenstückchen mit Kräutern
2 EL Kondensmilch (4% F.)
Salz
½ TL Zucker

1. Das Fleisch pfeffern. Jedes Schnitzel mit einer Scheibe Parmaschinken und einem Blatt Salbei belegen, aufrollen und feststecken.
2. Das Öl in einer Pfanne erhitzen und die Fleischröllchen darin von allen Seiten hellbraun anbraten.
3. Die Tomatenstücke dazugeben und zugedeckt bei schwacher Hitze etwa 15 Minuten garen.
4. Das Fleisch aus der Sauce nehmen. Die Tomatensauce mit Kondensmilch, Salz, Zukker und Pfeffer abschmekken. Saltimbocca mit der Tomatensauce auf 2 Tellern anrichten.

TIP

Dazu passen grüne Bandnudeln.

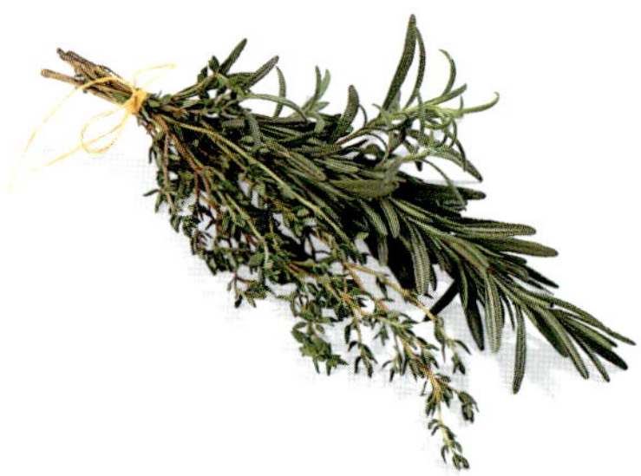

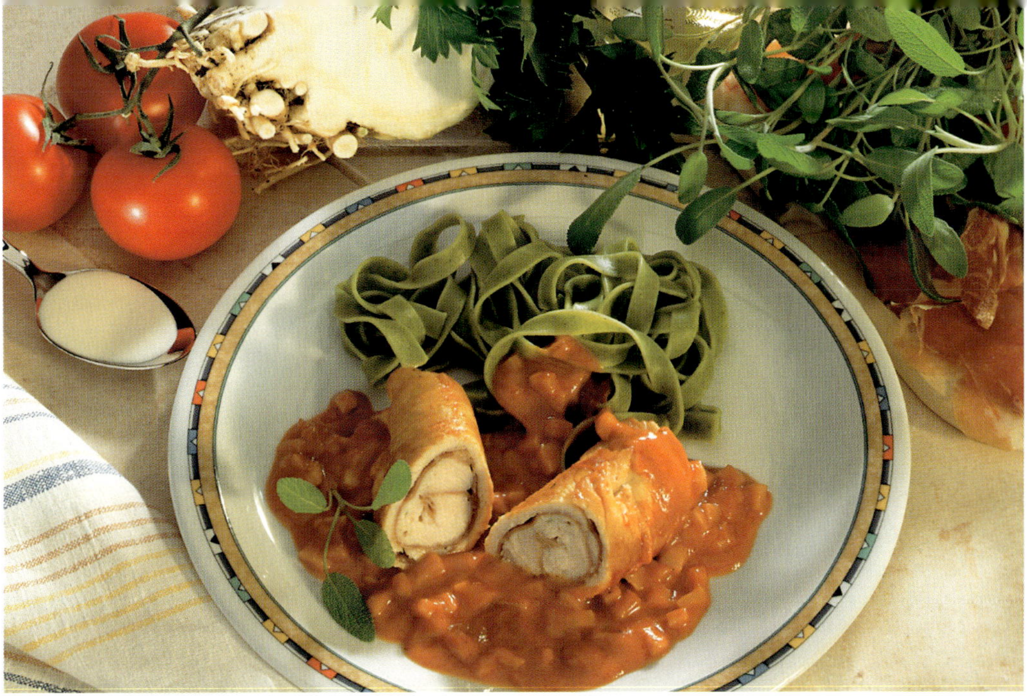

Saltimbocca mit Tomatensauce

Zitronenhähnchen mit Sommergemüse

Für 2 Personen
Zubereitungszeit: ca. 30 Minuten
300 kcal · 3 g Fett · 9%

1 unbehandelte Zitrone
150 g Brokkoli
150 g Möhren
150 g Zuckererbsen
200 g Hähnchenbrustfilets
schwarzer Pfeffer
3 EL Zitronensaft
125 ml Hühnerbrühe
1 kleine Zwiebel
Salz
½ Bund Schnittlauch

1. Backofen auf 250 °C vorheizen. Die Zitrone waschen und in dünne Scheiben schneiden. Die Scheiben in eine Auflaufform (etwa 25 cm lang) legen.
2. Das Gemüse putzen, Brokkoli in kleine Röschen zerteilen, Möhren in Stifte schneiden.
3. Das Hähnchenbrustfilet in zwei Stücke teilen, pfeffern, auf die Zitronenscheiben legen und mit dem Zitronensaft beträufeln. Die Hälfte der Hühnerbrühe angießen. Das Fleisch auf mittlerer Schiene etwa 15 Minuten im Backofen garen.
4. Die Zwiebel in Würfel schneiden und zusammen mit dem Gemüse in der restlichen Brühe etwa 10 Minuten dünsten.
5. Den Schnittlauch in Röllchen schneiden. Vor dem Servieren das Zitronenhähnchen salzen und mit den Schnittlauchröllchen bestreuen. Zusammen mit dem Gemüse auf einem Teller anrichten.

TIP
Dazu paßt Reis oder Baguette.

Putengeschnetzeltes

Für 2 Personen
Zubereitungszeit: ca. 35 Minuten
230 kcal · 2 g Fett · 8%

300 g Putenbrustfilet
4 – 5 Tropfen Öl
schwarzer Pfeffer
Salz
50 g Champignons
50 g Austernpilze
1 Bund Frühlingszwiebeln
1 kleine Knoblauchzehe
150 ml Hühnerbrühe
50 ml Weißwein
50 g tiefgefrorene Erbsen
1 EL gehackter Majoran
1 EL Soßenbinder
4 – 5 Spritzer Worcestersauce

1. Das Putenbrustfilet in Streifen schneiden. Eine beschichtete Pfanne mit dem Öl auspinseln. Die Putenbruststreifen unter Rühren in der heißen Pfanne 2 bis 3 Minuten anbraten.
2. Das Fleisch aus der Pfanne nehmen und mit Pfeffer und Salz würzen.
3. Die Pilze kleinschneiden, die Lauchzwiebel in Ringe schneiden, den Knoblauch durch eine Knoblauchpresse drücken und alles in die noch heiße Pfanne geben.
4. Unter Rühren etwa 2 Minuten anbraten, mit Salz und Pfeffer würzen. Mit Brühe und Wein ablöschen und dann etwa 10 Minuten schmoren.
5. Die Putenburststreifen zusammen mit den Erbsen und den gehackten Majoran zu den Pilzen in die Pfanne geben. Weitere 5 Minuten alles erhitzen. Dann den Saucenbinder unter Rühren einstreuen und aufkochen lassen. Mit Worcestersauce abschmecken.

TIP
Dazu paßt Vollkornreis.

Filetsteak mit Maiskolben

Für 2 Personen
Zubereitungszeit: ca. 35 Minuten
500 kcal · 12,5 g Fett · 23%

2 tiefgefrorene Maiskolben
Salz
schwarzer Pfeffer
6 Tomaten
1 EL Öl
1 kleine Chilischote
1 ½ EL Sojasauce
1 TL Honig
2 EL saure Sahne
2 Rinderfiletsteaks à 150 g
4 – 5 Tropfen Öl
4 Scheiben Weißbrot

1. Den Backofen auf 200 °C vorheizen. Die aufgetauten Maiskolben mit Salz und Pfeffer würzen. Anschließend etwa 15 Minuten im Backofen backen. Während des Backens die Maiskolben einige Male drehen.
2. Die Tomaten über Kreuz einschneiden, überbrühen und enthäuten. Das Fruchtfleisch in kleine Würfel schneiden.
3. Das Öl in einem Topf erhitzen, die Tomatenwürfel hineingeben und unter Rühren zu einem Mus kochen. Dieses durch ein Sieb streichen.
4. Die Chilischote entkernen und fein schneiden. Das Tomatenmus mit Chilistückchen, Sojasauce und Honig abschmecken. Zum Schluß die saure Sahne unterrühren und warm stellen.
5. Eine beschichtete Pfanne mit dem Öl auspinseln und die Filetsteaks darin von beiden Seiten anbraten. Mit Salz und Pfeffer würzen.
6. Die Filetssteaks mit der Sauce und den gegrillten Maiskolben auf 2 Tellern anrichten.

Das Weißbrot dazu reichen. (auf dem Foto)

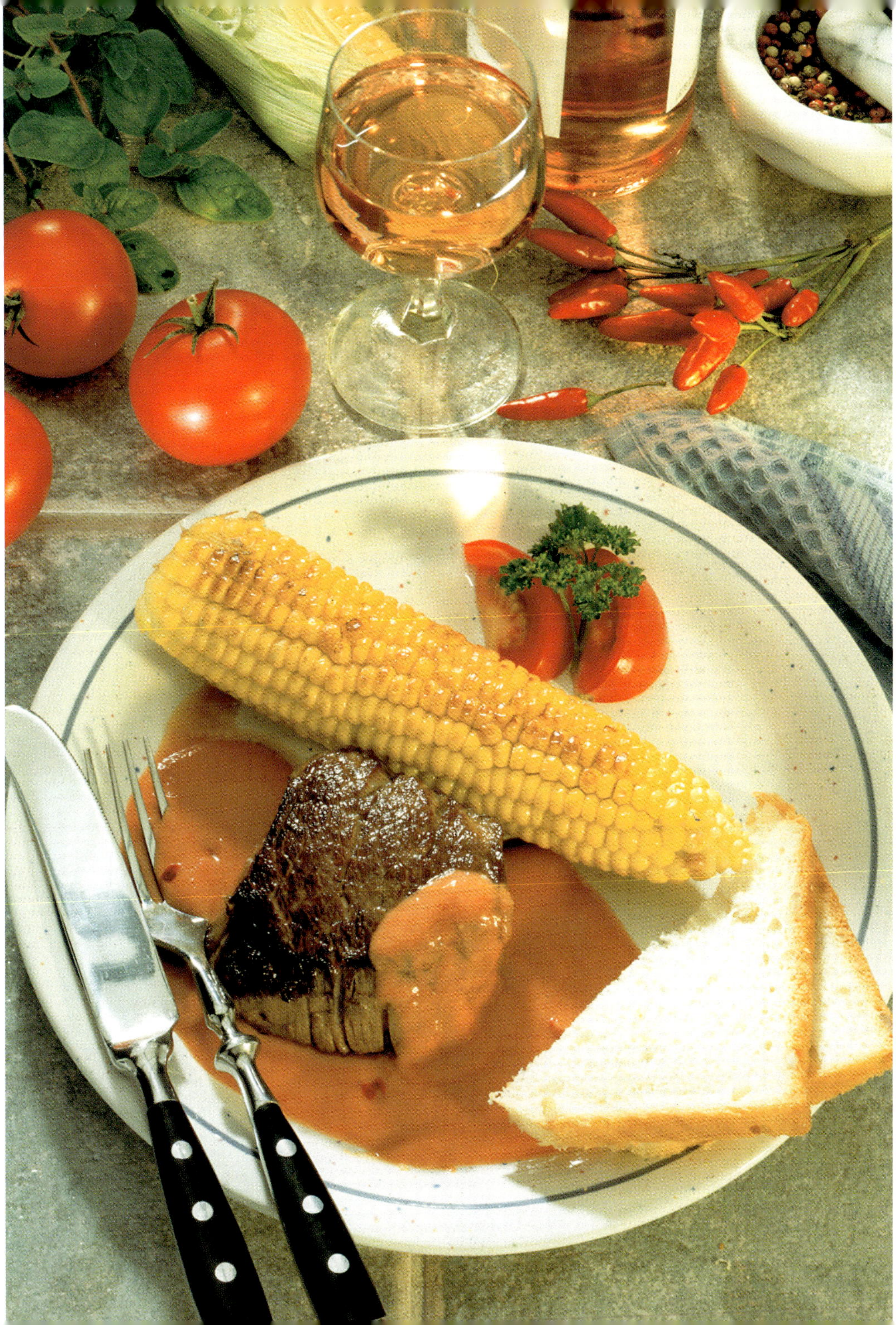

Provenzalische Hähnchenschenkel

Für 2 Personen
Zubereitungszeit: ca. 45 Minuten
430 kcal · 9 g Fett · 19%

200 g kleine Champignons
300 g Sellerie
300 g Kartoffeln
1 TL Öl
2 Hähnchenschenkel à 200 g
400 g Tomaten (Dose)
1 TL Tomatenmark
1 TL getrocknete provenzalische Kräuter
250 ml Geflügelbrühe
5 grüne Oliven mit Paprikapaste gefüllt
1 Zweig Majoran
1 Zweig Thymian
Salz
schwarzer Pfeffer

1. Die Champignons putzen und vierteln. Den Sellerie schälen und fein würfeln. Die Kartoffeln schälen und in etwa 1 cm große Würfel schneiden.
2. Das Öl in einer Pfanne erhitzen und die Hähnchenschenkel bei mittlerer Hitze darin von allen Seiten goldbraun anbraten.
3. Die Hähnchenschenkel aus der Pfanne nehmen. Dann die Kartoffel- und Selleriewürfel sowie die Champignonviertel im Bratensatz anschwitzen.
4. Die Dosentomaten dazugeben. Das Tomatenmark und die getrockneten Kräuter einrühren und mit der Brühe angießen. Die Hähnchenschenkel wieder dazugeben und das Ganze etwa 15 Minuten schmoren.
5. Währenddessen die Oliven in Scheiben schneiden, Majoran und Thymian von den Blättern zupfen und fein hacken. Die Olivenscheiben und die Kräuter zu den Hähnchenkeulen geben. Alles salzen und pfeffern.

(auf dem Foto)

Rindergulasch

Für 2 Personen
Zubereitungszeit: ca. 70 Minuten
570 kcal · 14 g Fett · 23%

300 g mageres Rindergulasch
1 EL Öl
1 Zwiebel
1 Knoblauchzehe
Salz
schwarzer Pfeffer
Paprikapulver, edelsüß
100 ml Fleischbrühe
1 EL Tomatenmark
1 rote Paprika
100 g Champignons
2 EL saure Sahne
1 Päckchen TK-Kartoffelklöße (4 Stück)
380 g Rotkohl (Dose)

1. Das Gulasch im heißen Öl gleichmäßig von allen Seiten anbraten. Die Zwiebel fein würfeln und zum Gulasch geben. Den Knoblauch durch die Knoblauchpresse zum Gulasch drücken. Alles anbraten.
2. Mit Salz, Pfeffer, Paprika würzen, mit der Fleischbrühe ablöschen und das Tomatenmark hineinrühren. Dann etwa 45 Minuten im geschlossenen Topf schmoren.
3. Das Gemüse putzen. Die Paprika in kleine Stücke schneiden. Die Champignons in Scheiben schneiden.
4. Die Kartoffelklöße und den Rotkohl nach Packungsanweisung zubereiten.
5. Etwa 10 Minuten vor Ende der Garzeit die Paprikastücke zum Gulasch geben und nach weiteren 5 Minuten die Champignonscheiben dazugeben.
6. Das Gulasch mit saurer Sahne verfeinern und mit Salz und schwarzem Pfeffer kräftig abschmecken.

TIPS

- Falls das Gulasch zu dünn ist, können Sie die Sauce mit Saucenbinder binden.
- Den Rotkohl können Sie im Geschmack verfeinern, indem Sie 1 bis 2 Eßlöffel Apfelmus unter den gegarten Rotkohl rühren und eventuell mit einer Prise Zimt abschmecken.

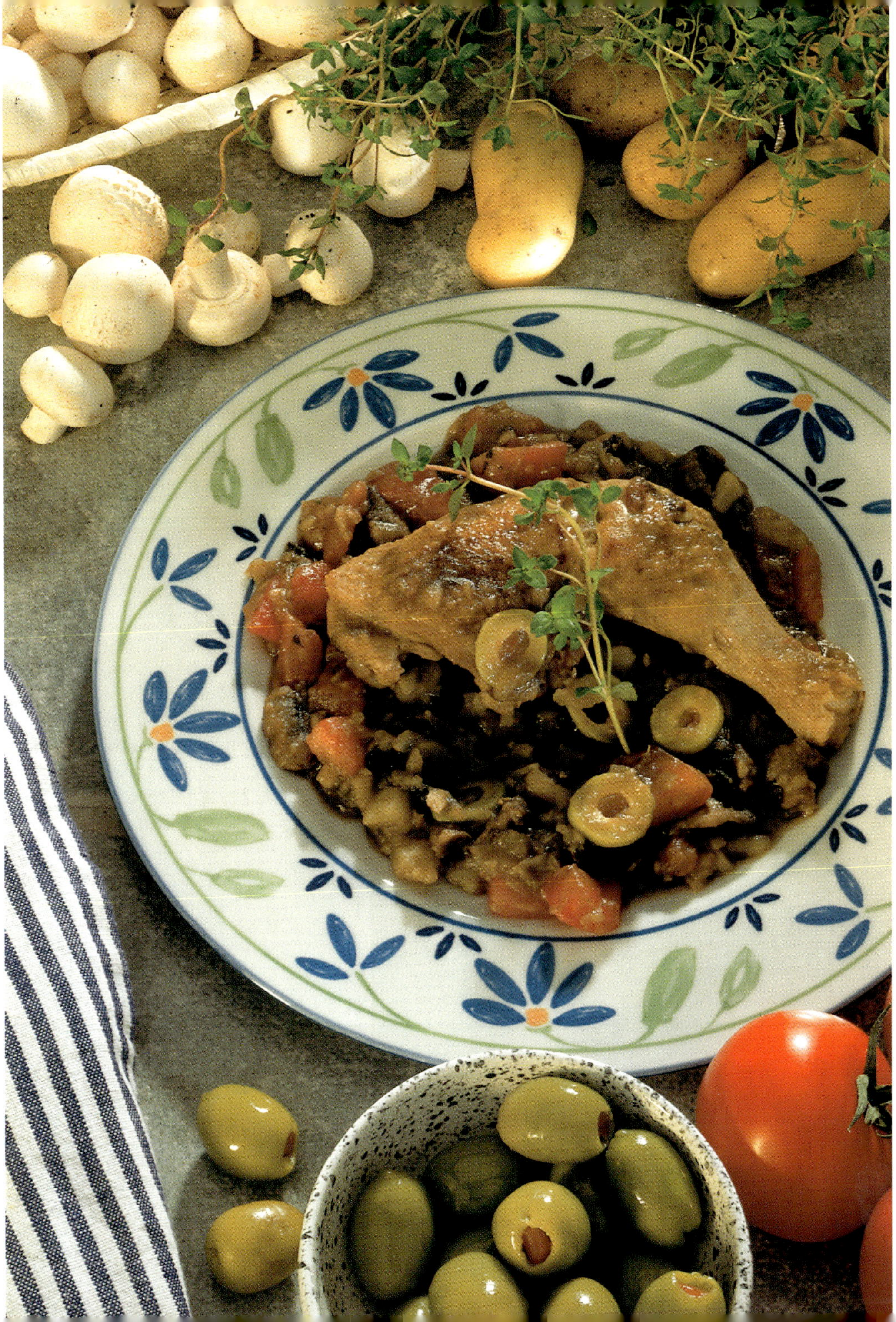

Kalbssteak in Limetten-Pfeffer-Sauce

Für 2 Personen
Zubereitungszeit: ca. 30 Minuten
410 kcal · 8 g Fett · 18%

300 g Kartoffeln
Salz
250 g Möhren
2 Kalbssteaks à 150 g
weißer Pfeffer
1 EL Mehl
1 TL Butter
200 ml Kalbsfond (Glas)
5 EL Kondensmilch (4% F.)
2 TL dunkler Saucenbinder
1 EL eingelegte, grüne Pfefferkörner
Saft von 1 Limette

1. Kartoffeln schälen und in Salzwasser gar kochen. Möhren in ½ cm dicke Scheiben schneiden und ebenfalls in etwas Salzwasser dünsten.
2. Die Kalbssteaks mit Salz und Pfeffer würzen. Anschließend das Fleisch von beiden Seiten mit Mehl bestäuben.
3. Die Butter in einer beschichteten Pfanne erhitzen. Die Steaks in der heißen Butter von beiden Seiten 2 bis 3 Minuten braten. Aus der Pfanne nehmen und zugedeckt warm stellen.
4. Den Bratensatz mit Kalbsfond ablöschen. Die Kondensmilch und den Saucenbinder einrühren und nochmals aufkochen. Mit Salz, grünem Pfeffer und Limettensaft abschmecken.
5. Die Steaks mit Möhren und Kartoffeln servieren und mit der Limetten-Pfeffer-Sauce überziehen.

Rindfleischnudeln asiatische Art

Für 2 Personen
Zubereitungszeit: ca. 40 Minuten
500 kcal · 11 g Fett · 20%

150 g Rinderfilet
2 EL Sojasauce
1 EL trockener Sherry
½ TL Zucker
1 TL Speisestärke
1 EL Öl
200 g chinesische Weizennudeln
Salz
150 g Blattspinat
1 kleine, rote Chilischote
ca. 1 cm frischer Ingwer
100 g Champignons
1 Knoblauchzehe
3 EL Hoisinsauce
75 ml Fleischbrühe
schwarzer Pfeffer

1. Das Filet waschen, trockentupfen und in feine Streifen schneiden. 1 Eßlöffel Sojasauce, Sherry, Zucker, Speisestärke und ½ Eßlöffel Öl zu einer Marinade verrühren.
2. Die Filetstreifen in der Marinade wenden und zugedeckt etwa 30 Minuten ziehen lassen.
3. Die Nudeln in reichlich Salzwasser kochen und gut abtropfen lassen und beiseite stellen.
4. Den Spinat verlesen und grobe Stiele entfernen. Die Chilischote in feine Ringe schneiden. Den Ingwer schälen und fein würfeln. Die Champignons in Scheiben schneiden.
5. Einen Wok oder eine große, beschichtete Pfanne mit dem restlichen Öl auspinseln, erhitzen und das marinierte Fleisch unter ständigem Rühren anbraten.
6. Den Knoblauch durch eine Knoblauchpresse in den Wok drücken. Zusammen mit den Ingwerwürfeln anbraten.
7. Nach etwa 3 Minuten die Hoisinsauce und den Spinat dazugeben. Weitergaren, bis der Spinat zusammengefallen ist.
8. Die Champignons zusammen mit der Brühe in den Wok geben und alles einmal kräftig aufkochen lassen.
9. Die Nudeln hinzufügen, heiß werden lassen und noch einmal mit Sojasauce, Salz und Pfeffer abschmecken. (auf dem Foto)

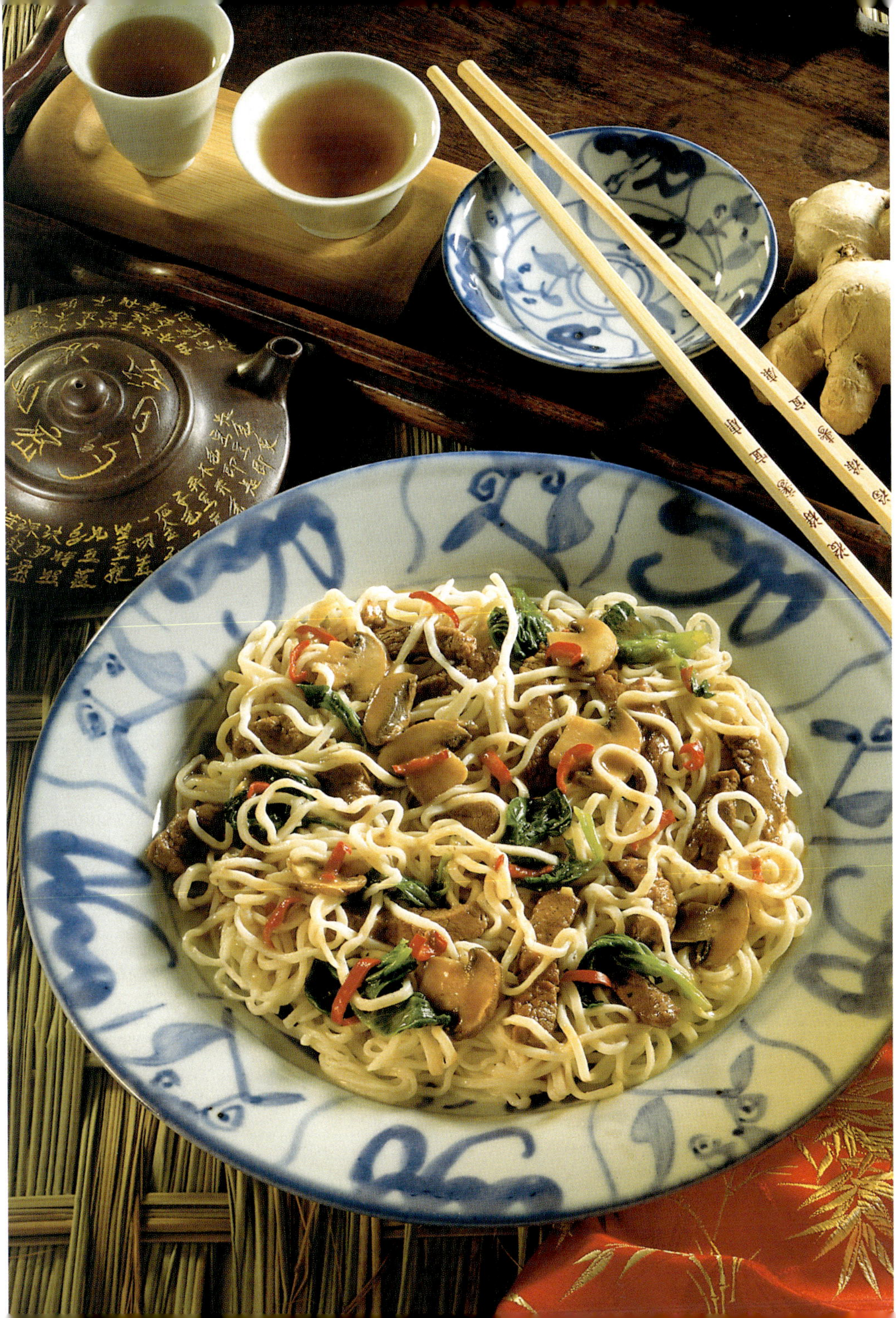

Schweinemedaillons mit Pilzen

Für 2 Personen
Zubereitungszeit: ca. 35 Minuten
300 kcal · 8 g Fett · 24%

300 g kleine Kartoffeln
Salz
200 g Schweinefilet
schwarzer Pfeffer
1 Rosmarinzweig
1 Zwiebel
300 g gemischte Pilze
2 TL Öl
1 Prise Muskat
1 EL Schnittlauchröllchen
2 EL saure Sahne
1 EL gestoßener Kümmel

1. Die Kartoffeln mit Salzwasser bedeckt etwa 20 Minuten kochen. Das Schweinefilet in 6 gleich große Scheiben schneiden und flachklopfen. Mit Pfeffer würzen.
2. Vom Rosmarinzweig die Nadeln abstreifen. Die Zwiebel schälen und fein würfeln. Die Pilze putzen und in Scheiben schneiden.
3. In einer beschichteten Pfanne 1 Teelöffel Öl erhitzen und die Zwiebelwürfel bei mittlerer Hitze anschwitzen. Die Pilze zu den Zwiebeln in die Pfanne geben und 5 bis 7 Minuten anbraten. Gelegentlich umrühren. Mit Salz, Pfeffer, geriebenem Muskat und Rosmarinnadeln würzen.
4. Die Kartoffeln abgießen, abkühlen lassen und pellen. Größere Kartoffeln eventuell halbieren. Eine beschichtete Pfanne mit 1 Teelöffel Öl auspinseln. Die Schweinemedaillons darin von beiden Seiten etwa 2 Minuten anbraten.
5. Die Schweinemedaillons aus der Pfanne nehmen und warm stellen. Die Kartoffeln in diese Pfanne geben und rundherum etwas anbraten. Mit Salz, Pfeffer und mit dem gestoßenen Kümmel würzen.
6. Die saure Sahne unter die Pilze rühren mit Salz und Pfeffer abschmecken. Die Medaillons mit den Pilzen und den Kümmelkartoffeln auf 2 Teller verteilen. Mit Schnittlauch garnieren.

(auf dem Foto)

Truthahnragout

Für 2 Personen
Zubereitungszeit: ca. 35 Minuten
280 kcal · 6 g Fett · 19%

250 g Truthahnbrust
weißer Pfeffer, Salz, 1 EL Mehl
150 g Aprikosen (Dose)
150 g Brokkoli
2 TL Öl, 1 Knoblauchzehe
ca. 1 cm frischer Ingwer
1 TL Speisestärke
1 EL trockener Sherry
1 EL Sojasauce

1. Das Fleisch in feine Streifen schneiden. Mit Pfeffer und Salz würzen und mit dem Mehl bestäuben.
2. Die Aprikosen auf ein Sieb geben, Saft auffangen und die Aprikosen in Spalten schneiden. Den Brokkoli in kleine Röschen teilen.
3. Eine beschichtete Pfanne mit 1 Teelöffel Öl auspinseln und erhitzen. Die Brokkoliröschen darin anbraten. Dann herausnehmen und beiseite stellen.
4. In dieselbe Pfanne einen weiteren Teelöffel Öl geben, den Knoblauch mit der Knoblauchpresse darin hineindrücken. Zusammen mit dem geriebenen Ingwer dünsten.
5. Die Fleischstreifen hinzugeben und von allen Seiten gut anbraten. Die Aprikosenspalten zum Fleisch geben. Das Ganze aufkochen lassen. Die Speisestärke mit 2 Eßlöffeln Aprikosensaft verrühren und einrühren.
6. Die Brokkoliröschen dazugeben, bei schwacher Hitze etwa 5 Minuten köcheln lassen. Alles mit Sherry, Sojasauce, Salz und Pfeffer abschmecken.

TIP
Dazu paßt Reis oder Kartoffelpürree.

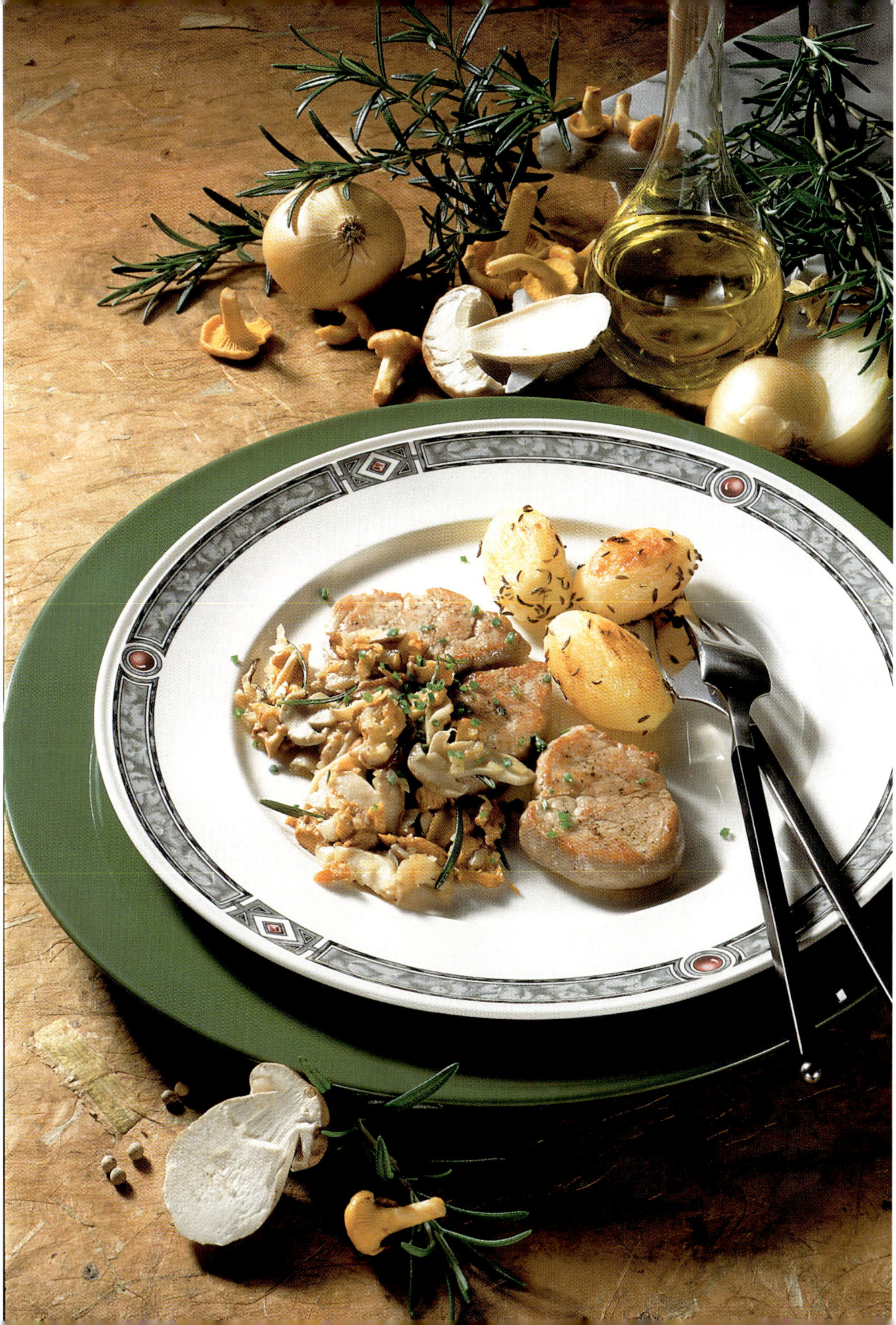

Kalbsschnitzel auf Wintergemüse

Für 2 Personen
Zubereitungszeit: ca. 30 Minuten
530 kcal · 10 g Fett · 17%

1 Möhre
½ kleine Sellerieknolle
1 Stange Lauch
1 Zwiebel
150 g Naturreis
Salz
2 Kalbsschnitzel à 150 g
schwarzer Pfeffer
2 TL Öl
2 Rosmarinzweige
100 ml Weißwein
1 EL gehackte Petersilie

1. Das Gemüse putzen. Möhre und Sellerie etwa 1 cm groß würfeln, den Lauch in schmale Ringe schneiden und die Zwiebel fein würfeln.
2. Den Reis in Salzwasser etwa 20 Minuten kochen.
3. Die Schnitzel mit Pfeffer würzen. Eine beschichtete Pfanne mit 1 Teelöffel Öl auspinseln. Die Schnitzel von beiden Seiten 1 Minute bei großer Hitze anbraten.
4. Die Schnitzel herausnehmen, beiseite stellen. In dieselbe Pfanne 1 Teelöffel Öl geben und die Zwiebelwürfel bei mittlerer Hitze anbraten.
5. Die Gemüsewürfel und die Lauchringe mit in die Pfanne geben und anbraten. Mit Weißwein ablöschen und auf kleinster Stufe dünsten.
6. Von den Rosmarinzweigen die Nadeln abstreifen. Die Schnitzel von beiden Seiten salzen und auf das Gemüse legen. Mit Rosmarin bestreuen und alles mit geschlossenem Deckel etwa 15 Minuten schmoren lassen.
7. Den Reis abgießen, abtropfen lassen und warm stellen. Das Fleisch auf dem Gemüse anrichten, mit Petersilie bestreuen und den Reis dazu reichen.

(auf dem Foto)

Chili con Carne

Für 2 Personen
Zubereitungszeit: ca. 35 Minuten
600 kcal · 12,5 g Fett · 19%

300 g Kartoffeln
300 g Rindfleisch aus der Hüfte
1 Zwiebel
1 rote Paprika
1 EL Öl
Salz, schwarzer Pfeffer
100 ml Tomatensaft
370 g Tomatenstücke (Tetrapack)
200 g Mais (Dose)
200 g Kidneybohnen (Dose)
2 – 5 Spritzer Tabasco

1. Die Kartoffeln schälen und in etwa 1 cm große Würfel schneiden. Das Fleisch in 1 cm große Würfel schneiden. Die Zwiebel und die Paprika in feine Würfel schneiden.
2. In einer hohen, beschichteten Pfanne das Öl erhitzen und die Fleischwürfel anbraten, herausnehmen, beiseite stellen, salzen und pfeffern.
3. Die Zwiebelwürfel im gleichen Fett anbraten. Die Paprikawürfel dazugeben, mit Tomatensaft ablöschen.
4. Die Kartoffelwürfel und die Tomatenstücke, die Fleischwürfel mit dem gezogenen Fleischsaft, Mais und Kidneybohnen in die Pfanne geben und etwa 20 Minuten köcheln lassen.
5. Zum Schluß das Chili con Carne mit Salz, Pfeffer und Tabasco würzen.

TIP
Dazu paßt Baguette.

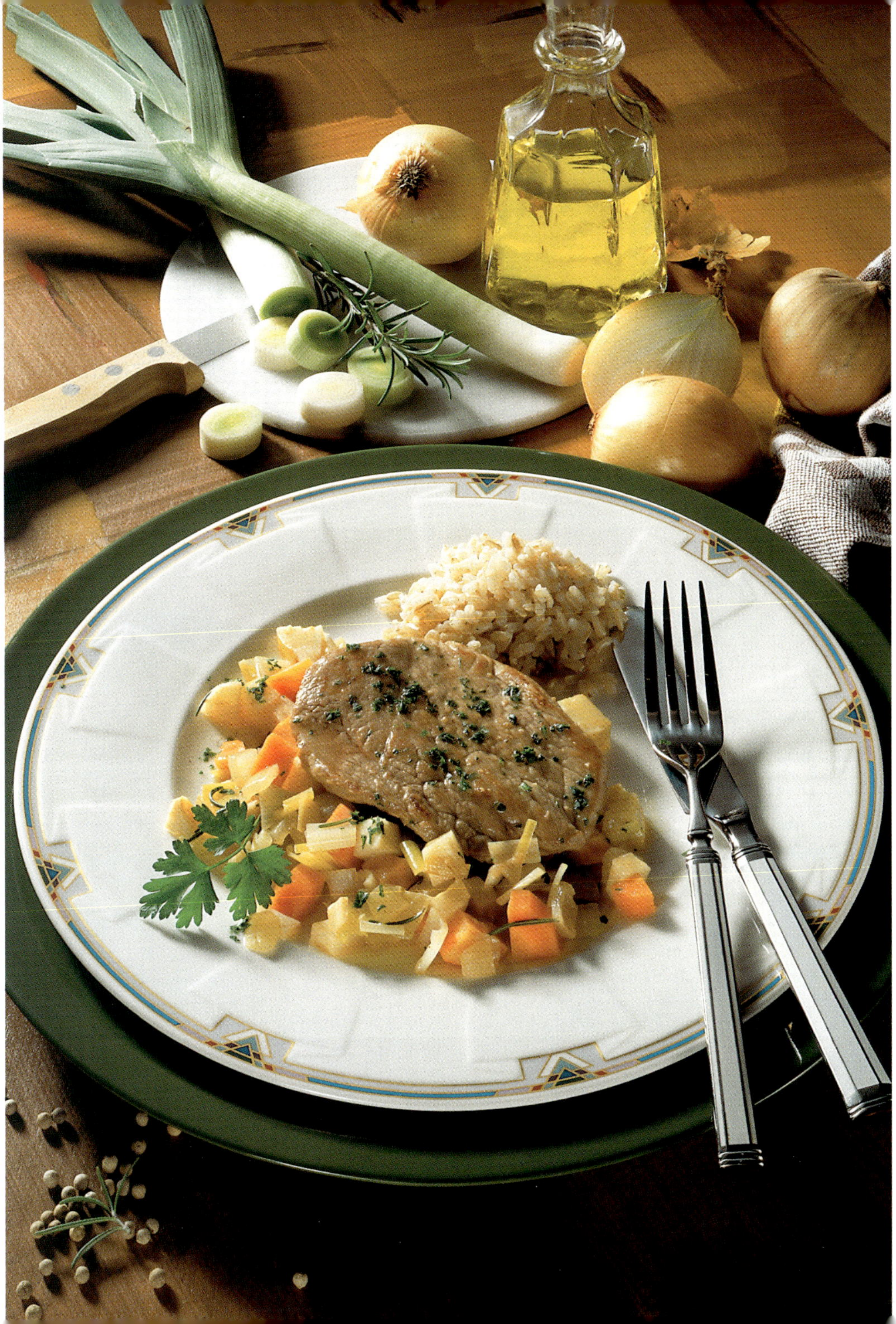

Düsseldorfer Hüftsteak

Für 2 Personen
Zubereitungszeit: ca. 30 Minuten
340 kcal · 11 g Fett · 29%

2 Hüftsteaks à 200 g
schwarzer Pfeffer
Salz
2 kleine Zwiebeln
300 g grüne TK-Bohnen
1 EL scharfer Düsseldorfer Senf
1 TL Öl
2 EL geriebener Gouda (40% F. i.Tr.)
1 TL Butter

1. Den Backofen auf 220 °C vorheizen. Die Steaks vorsichtig flachklopfen. Mit Pfeffer und Salz würzen.
2. Die Zwiebeln sehr fein würfeln, die Hälfte mit dem Senf mischen und die Masse auf je eine Seite der Steaks streichen.
3. Die grünen Bohnen in kochendem Salzwasser etwa 5 Minuten blanchieren, dann abgießen und gut abtropfen lassen.
4. Eine beschichtete Pfanne mit dem Öl auspinseln, die Pfanne erhitzen und die Steaks mit der Senfseite nach unten etwa 1 Minute darin anbraten. Anschließend wenden und von der anderen Seite ebenfalls etwa 1 Minute anbraten.
5. Die Steaks herausnehmen und in eine flache, feuerfeste Form geben. Die Senfseiten der Steaks mit Käse bestreuen und im Ofen etwa 5 Minuten überbacken.
6. Die restlichen Zwiebelwürfel in der Butter anbraten, die Bohnen dazugeben und dünsten. Mit Salz und Pfeffer würzen. Die Steaks mit den Bohnen auf 2 Tellern anrichten.

TIP
Dazu schmeckt Baguette.

Lebergeschnetzeltes mit Kartoffelpürree

Für 2 Personen
Zubereitungszeit: ca. 30 Minuten
340 kcal · 10 g Fett · 26%

1 Zwiebel
1 große rote Paprika
1 große gelbe Paprika
100 ml Gemüsebrühe
1 EL Tomatenmark
½ TL getrocknete italienische Kräuter, 1 Knoblauchzehe
Salz, schwarzer Pfeffer
Paprikapulver, edelsüß
250 g Kalbsleber
1 EL Mehl, 1 TL Öl
1 Beutel Kartoffelpürree (2 – 3 Portionen)
4 entsteinte, grüne Oliven (Glas)

1. Die Zwiebel würfeln. Die Paprikaschoten in feine Streifen schneiden.
2. Die Zwiebelwürfel in der Gemüsebrühe dünsten, das Tomatenmark und die getrockneten Kräuter unterrühren.
3. Die Paprikawürfel und den zerdrückten Knoblauch dazugeben. Mit Salz, Pfeffer und Paprika würzen und etwa 10 Minuten köcheln lassen.
4. Die Leber waschen, trockentupfen, eventuell Haut abziehen, und in kleine Stücke schneiden. Mit Mehl bestäuben.
5. Eine beschichtete Pfanne mit Öl auspinseln und die Leberstücke darin anbraten. Inzwischen das Kartoffelpürree nach Packungsanweisung zubereiten.
6. Das Gemüse mit den Leberstücken mischen und zusammen mit dem Kartoffelpürree servieren. Mit den kleingeschnittenen Oliven garnieren.
(auf dem Foto)

TIP
Geben Sie dem Kartoffelpürree keine Butter zu, verfeinern Sie doch einmal mit 1 Teelöffel mildem Senf oder Meerrettich.

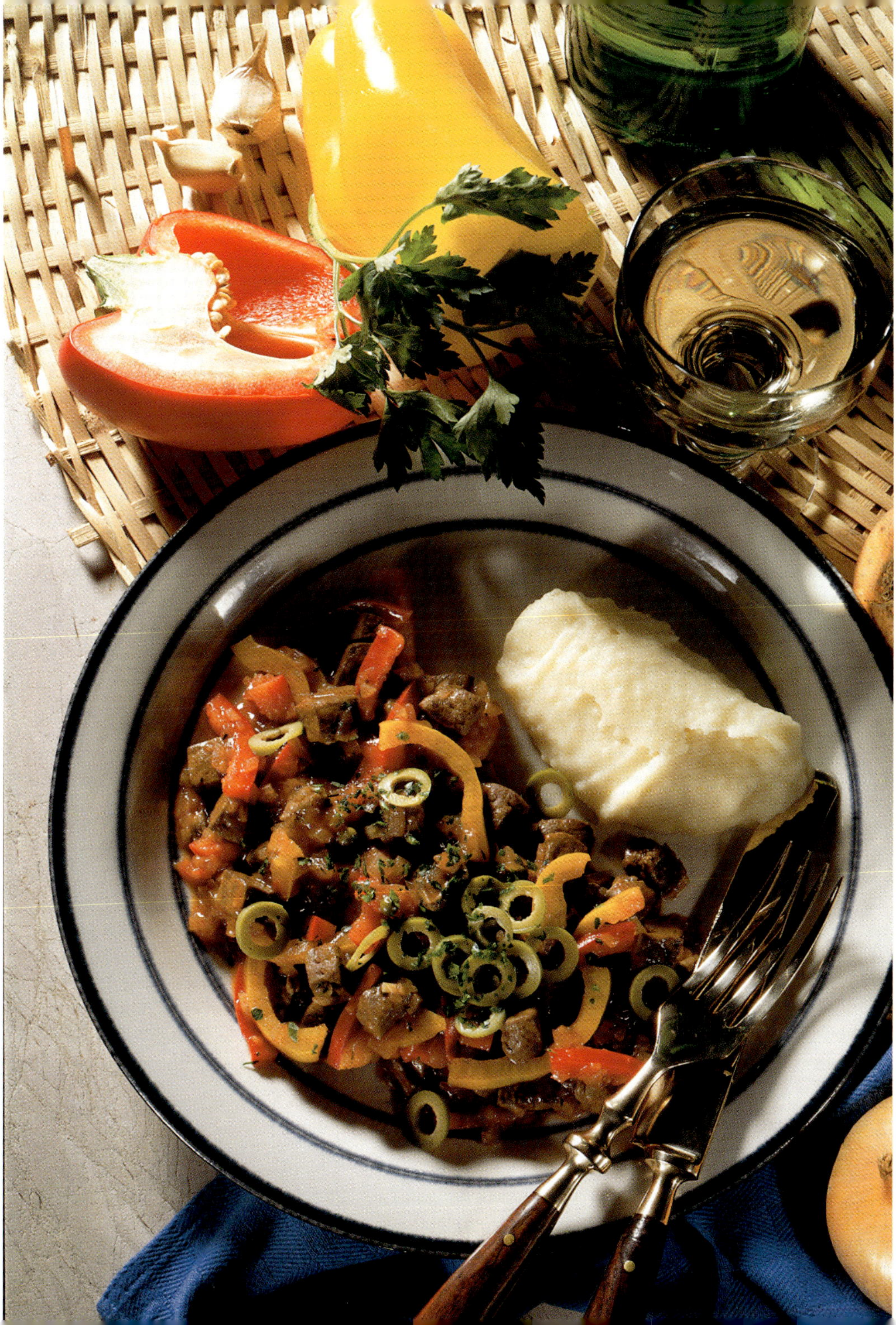

Gulasch Szegediner Art

Für 2 Personen
Zubereitungszeit: ca. 45 Minuten
470 kcal · 9 g Fett · 17%

250 g mageres Schweinefleisch
1 EL Butterschmalz
1 Zwiebel
1 kleine rote Paprika
1 kleine grüne Paprika
Salz
schwarzer Pfeffer
1 Knoblauchzehe
¼ l Fleischbrühe
200 g Sauerkraut
1 EL Paprikapulver, edelsüß
1 Prise Kümmelpulver
2 EL saure Sahne (10% F.)
4 TK-Kartoffelklöße

1. Das Schweinefleisch in etwa 2 cm große Würfel schneiden. Die Zwiebel fein würfeln. Die Paprikaschoten in dünne, etwa 3 cm lange Streifen schneiden.
2. Das Butterschmalz in einen Schmortopf geben und erhitzen. Die Fleischwürfel von allen Seiten anbraten.
3. Die Zwiebelwürfel und den zerdrückten Knoblauch dazugeben und anbraten. Salzen und pfeffern. Immer gut umrühren.
4. Die Paprikastreifen in den Topf geben und mit der Brühe ablöschen. Das Sauerkraut zerpflücken und dazugeben. Das Ganze mit Paprika, Kümmelpulver, Salz und Pfeffer würzen.
5. Zugedeckt etwa 30 Minuten schmoren lassen, ab und zu umrühren. Die Kartoffelklöße nach Packungsanleitung zubereiten.
6. Die Klöße mit dem Gulasch auf 2 Teller verteilen. Mit saurer Sahne garnieren. (auf dem Foto)

Rindfleischfrikadellen mit Gemüsepotpourri

Für 2 Personen
Zubereitungszeit: ca. 40 Minuten
450 kcal · 15 g Fett · 30%

300 g Kartoffeln
2 Zwiebeln
1 altes Brötchen
200 g Rinderhackfleisch
1 EL mittelscharfer Senf
2 EL Magerquark (0,2% F.)
½ TL gehackter Thymian
Salz, schwarzer Pfeffer
Paprikapulver, edelsüß
4 – 5 Tropfen Öl
2 Möhren
100 g Champignons
1 Zucchini
1 rote Paprika
1 gelbe Paprika
¼ l Gemüsebrühe
1 EL gehackte, glatte Petersilie

1. Kartoffeln schälen, halbieren und in Salzwasser etwa 20 Minuten kochen. Die Zwiebeln fein würfeln. Brötchen in Wasser einweichen.
2. Das Rinderhackfleisch mit der Hälfte der Zwiebelwürfel, dem ausgedrücktem Brötchen, Senf, Quark und Thymian vermischen. Dann mit Salz, Pfeffer und Paprika pikant würzen und zu 4 bis 6 flachen Frikadellen formen.
3. Möhren, Champignons und Zucchini in feine Scheiben schneiden. Paprika in mundgerechte Stücke schneiden.
4. Eine beschichtete Pfanne mit Fett auspinseln, bei mäßiger Hitze die Frikadellen von beiden Seiten etwa 10 Minuten braten. Herausnehmen und warm stellen.
5. Die Möhren in der Brühe etwa 3 Minuten bißfest garen. Das übrige Gemüse zu den Frikadellen in die Pfanne geben und anbraten.
6. Das Pfannengemüse mit der Brühe von den Möhren ablöschen und etwa 3 Minuten dünsten. Die Möhren unter das Gemüse mischen. Mit Salz, Pfeffer und der Petersilie abschmecken.
7. Die Salzkartoffeln abgießen, mit den Frikadellen und dem Gemüsepotpourri auf 2 Tellern anrichten.

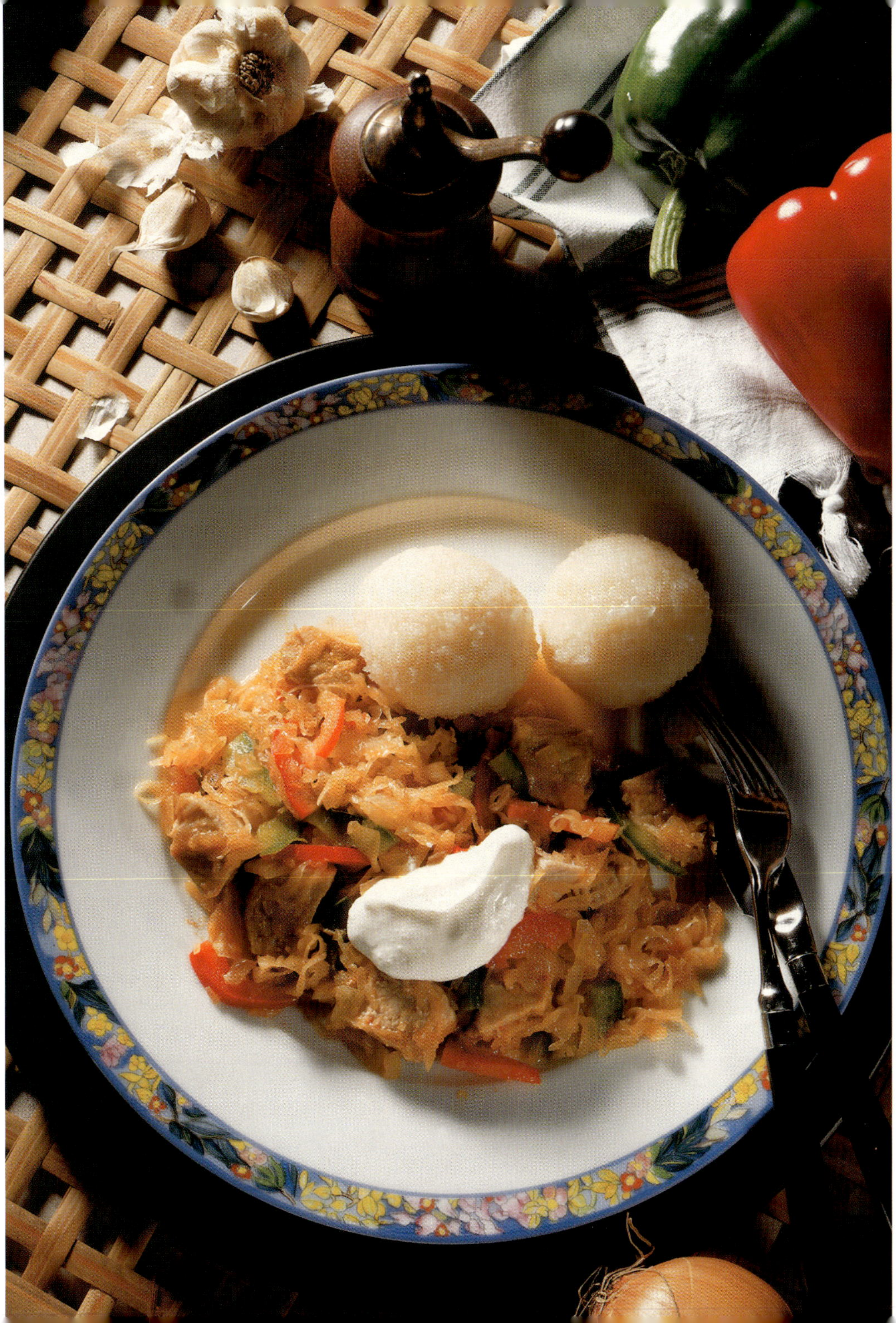

Hauptgerichte mit Fisch

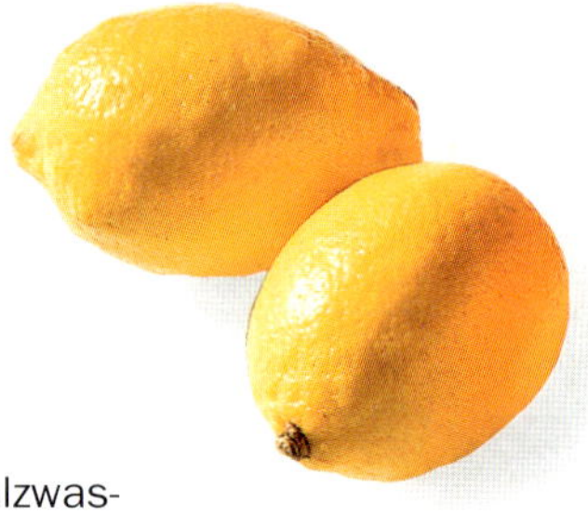

Schellfischfilet mit lauwarmem Kartoffelsalat

Für 2 Personen
Zubereitungszeit: ca. 45 Minuten
540 kcal · 17 g Fett · 28%

400 g festkochende Kartoffeln
Salz
200 g Mais (Dose)
1 EL Walnußöl
1 EL Kräuteressig
schwarzer Pfeffer
2 EL gehackte Petersilie
300 g Schellfischfilets (2 Stück)
Saft von 1 Zitrone
1 EL Butter
3 EL Mehl
100 ml Milch (1,5% F.)
1 EL Öl
3 EL mittelscharfer Senf

1. Die Kartoffeln in Salzwasser etwa 20 Minuten kochen. Den Mais abtropfen lassen. Die Flüssigkeit auffangen.
2. Aus Walnußöl, Essig, 2 Eßlöffeln der Abtropfflüssigkeit und Petersilie ein Dressing herstellen und dieses sehr kräftig mit Salz und Pfeffer abschmecken.
3. Die Kartoffeln abgießen und etwas abkühlen lassen, pellen und in mundgerechte Würfel schneiden.
4. Die warmen Kartoffelstücke vorsichtig mit dem Mais mischen. Das Dressing darübergießen. Abdecken und warm halten.
5. Die Schellfischfilets waschen, trockentupfen, mit Zitronensaft beträufeln, salzen und pfeffern.
6. Die Butter in einem Topf erhitzen und 1 Eßlöffel Mehl darin anschwitzen. Mit der Milch ablöschen und etwa 10 Minuten unter ständigem Rühren köcheln lassen.
7. Die Fischfilets in dem restlichen Mehl wenden. Das Öl in einer beschichteten Pfanne erhitzen und die Filets darin bei mittlerer Hitze von beiden Seiten goldbraun braten.
8. Den Senf in die Sauce einrühren und mit Salz und Pfeffer abschmecken. Den lauwarmen Salat mit den Schellfischfilets und der Senfsauce auf 2 Tellern anrichten.

(auf dem Foto)

TIP

Wenn Sie keinen Schellfisch bekommen, können Sie auch Dorsch, Kabeljau oder Seelachs nehmen.

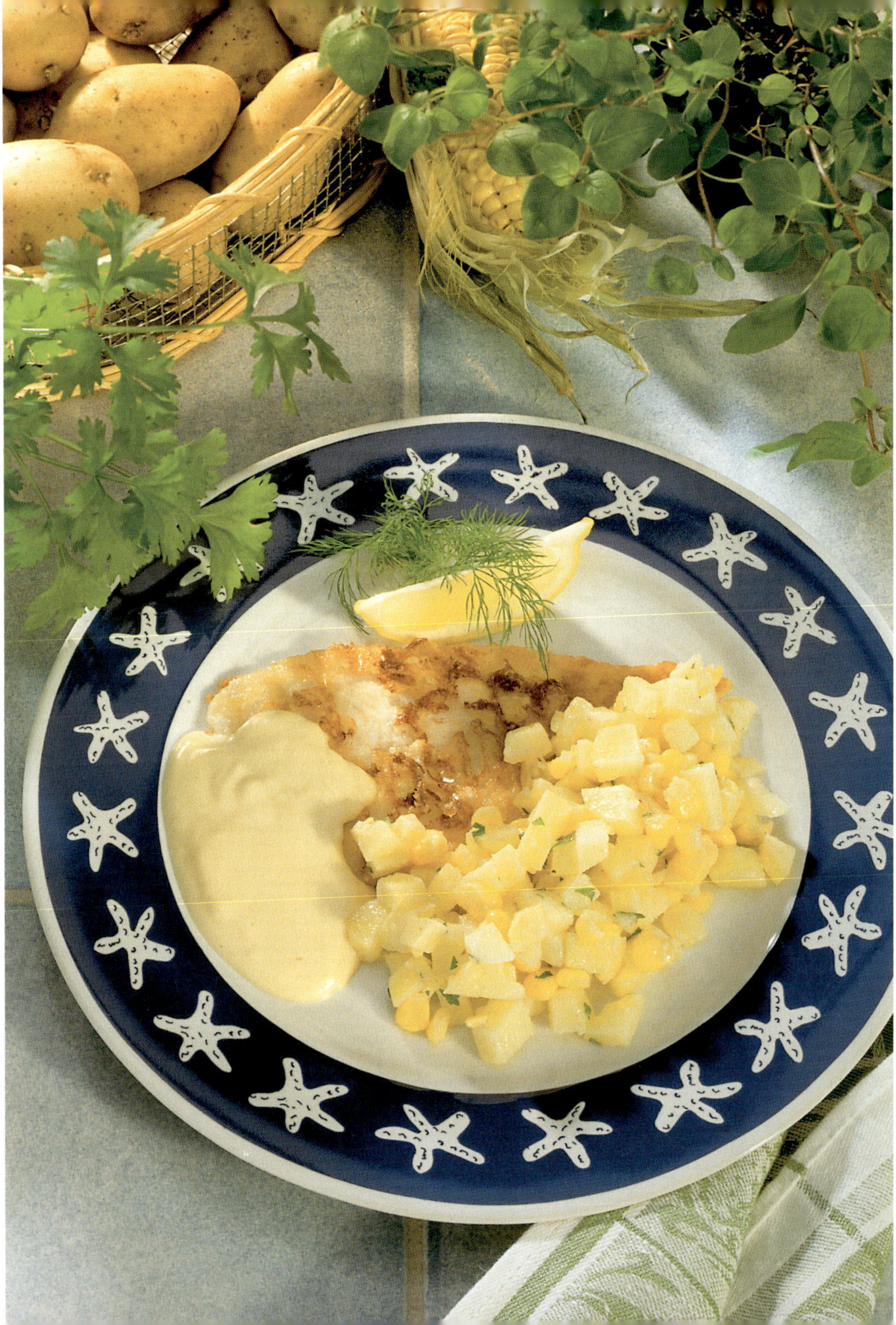

Rotbarschfilet mit Gurkengemüse und Erbsensauce

Für 2 Personen
Zubereitungszeit: ca. 30 Minuten
370 kcal · 8 g Fett · 20%

400 g Rotbarschfilet (4 Stück)
2 Zweige Thymian
4 Salbeiblätter
3 EL Zitronensaft
300 g kleine Kartoffeln
500 g Schmorgurken
200 ml Gemüsebrühe
Salz
schwarzer Pfeffer
50 g TK-Erbsen
½ Bund Petersilie
½ Bund Estragon

1. Den Backofen auf 250 °C vorheizen. Thymian von den Zweigen zupfen, zusammen mit dem Salbei fein hacken und mit dem Zitronensaft vermischen.
2. Die Fischstücke waschen, trockentupfen und mit dem Zitronen-Kräuter-Saft marinieren. Die Kartoffeln schälen und in Salzwasser etwa 20 Minuten kochen.
3. Die Gurken schälen, entkernen und in Scheiben schneiden. In der Brühe etwa 10 Minuten garen.
4. Den Fisch salzen und pfeffern. Von der Brühe 2 Eßlöffel in einer flachen, feuerfesten Form verteilen und die Fischstücke darauf legen. Im Ofen auf mittlerer Schiene 5 bis 7 Minuten garen.
5. Gurkengemüse aus der Brühe nehmen, die Erbsen in dieselbe Brühe geben und erhitzen. Petersilie und Estragon von den Stielen zupfen, dazugeben und alles pürieren. Mit Salz und Pfeffer abschmecken.
6. Die Kartoffeln abgießen. Den Fisch mit Gurkengemüse und Erbsensauce servieren.

Seelachsfilet auf Fenchel mit Tomatensauce

Für 2 Personen
Zubereitungszeit: ca. 35 Minuten
605 kcal · 5,5 g Fett · 8%

150 g Reis
Salz
400 g Seelachsfilet (2 Stück)
3 EL Zitronensaft
schwarzer Pfeffer
500 g Fenchelknollen
100 ml Gemüsebrühe
1 Tüte Tomatensauce „Napolitana"
125 ml Weißwein
1 Prise Zucker

1. Den Reis in Salzwasser etwa 20 Minuten kochen.
2. Das Fischfilet waschen, trockentupfen, mit Zitronensaft säuern, salzen und pfeffern.
3. Den Fenchel in Streifen schneiden, das Fenchelgrün fein hacken. Die Fenchelstreifen in der Brühe etwa 10 Minuten dünsten.
4. Den Seelachs auf das Gemüse legen und etwa weitere 10 Minuten dünsten. Dann herausnehmen und warm stellen.
5. Die Tomatensauce nach Packungsanleitung mit etwa 125 ml Wasser und dem Wein zubereiten. Das Fenchelgrün dazugeben und mit Zucker abschmecken.
6. Den Reis abgießen und abtropfen lassen, zusammen mit dem Gemüse, dem Fisch und der Sauce servieren. Das Ganze mit dem Fenchelgrün garnieren.

(auf dem Foto)

TIP
Anstelle von Reis können Sie auch Kartoffeln oder grüne Bandnudeln als Beilage wählen.

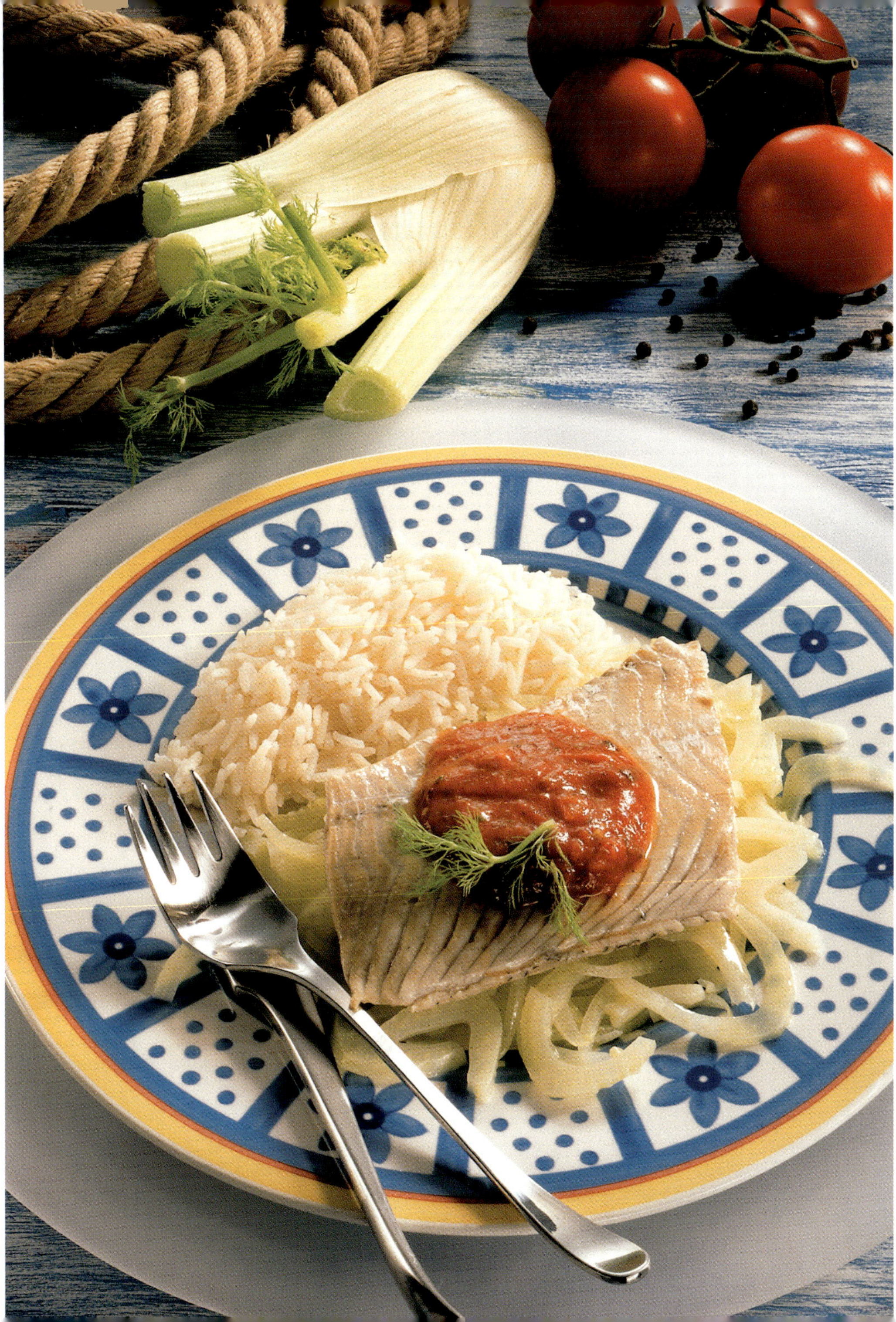

Bunte Fischpfanne

Für 2 Personen
Zubereitungszeit: ca. 40 Minuten
460 kcal · 6 g Fett · 12%

300 g kleine Kartoffeln
400 g Kabeljaufilet
3 EL Zitronensaft
Salz
schwarzer Pfeffer
1 Zwiebel
150 g grüne Bohnen
150 g Frühlingszwiebeln
300 g Möhren
1 EL Sonnenblumenöl
100 ml Gemüsebrühe
1 EL Tomatenmark
1 EL Butter

1. Kartoffeln schälen und in Salzwasser etwa 20 Minuten gar kochen.
2. Den Fisch waschen, trockentupfen und in etwa 2 cm große Würfel schneiden, mit dem Zitronensaft säuern, salzen und pfeffern.
3. Die Zwiebel würfeln. Das Gemüse putzen. Die Bohnen halbieren. Die Frühlingszwiebeln in Ringe schneiden und die Möhren in Scheiben schneiden.
4. Das Öl in einer beschichteten Pfanne erhitzen, die Zwiebelwürfel darin anbraten. Das übrige Gemüse dazugeben, kurz anbraten und mit der Brühe ablöschen. Das Tomatenmark unterrühren und etwa 10 Minuten dünsten.
5. Die Kartoffeln abgießen und etwas abkühlen lassen. Die Fischwürfel zum Gemüse geben und etwa 10 Minuten gar ziehen lassen.
6. Die Butter in einer Pfanne erhitzen und die Kartoffeln rundherum kurz anbraten. Salzen und pfeffern.
7. Die Fischpfanne mit Salz und Pfeffer abschmecken und mit den Kartoffeln servieren.

Heilbutt mit Zitronensauce

Für 2 Personen
Zubereitungszeit: ca. 45 Minuten
590 kcal · 13,5 g Fett · 21%

1 rote Paprika
1 grüne Paprika
1 gelbe Paprika
400 g weißes Heilbuttfilet (2 Stück)
Salz
weißer Pfeffer
50 ml Weißwein
150 ml Fischfond
1 Frühlingszwiebel
1 TL Öl
1 Tüte Zitronenbuttersauce

1. Den Backofen auf 250 °C vorheizen. Die Paprikaschoten etwa 10 Minuten im Ofen backen. Enthäuten, halbieren und entkernen. Die Temperatur des Backofens auf 180 °C reduzieren. Die Paprika in etwa 2 cm große Rauten schneiden.
2. Die Heilbuttfilets waschen, enthäuten und in einer feuerfeste Auflaufform legen. Mit Salz und Pfeffer würzen, Wein und Fischfond angießen. Etwa 10 Minuten auf mittlerer Schiene im Ofen garen.
3. Die Frühlingszwiebel putzen und dann in feine Ringe schneiden.
4. Das Öl erhitzen und die Frühlingszwiebel darin etwa 1 Minute andünsten. Paprika dazugeben und etwa 3 Minuten mitdünsten. Mit Salz und Pfeffer würzen.
5. Die Auflaufform aus dem Ofen nehmen, die Fischstücke herausnehmen und beiseite stellen.
6. Die Flüssigkeit aus der Auflaufform auf 250 ml aufgießen. Das Saucenpulver einrühren und zum Kochen bringen. Etwa 1 Minute aufkochen.
7. Die Fischfilets zusammen mit der Sauce und dem Gemüse servieren.

(auf dem Foto)

TIP
Dazu paßt Reis.

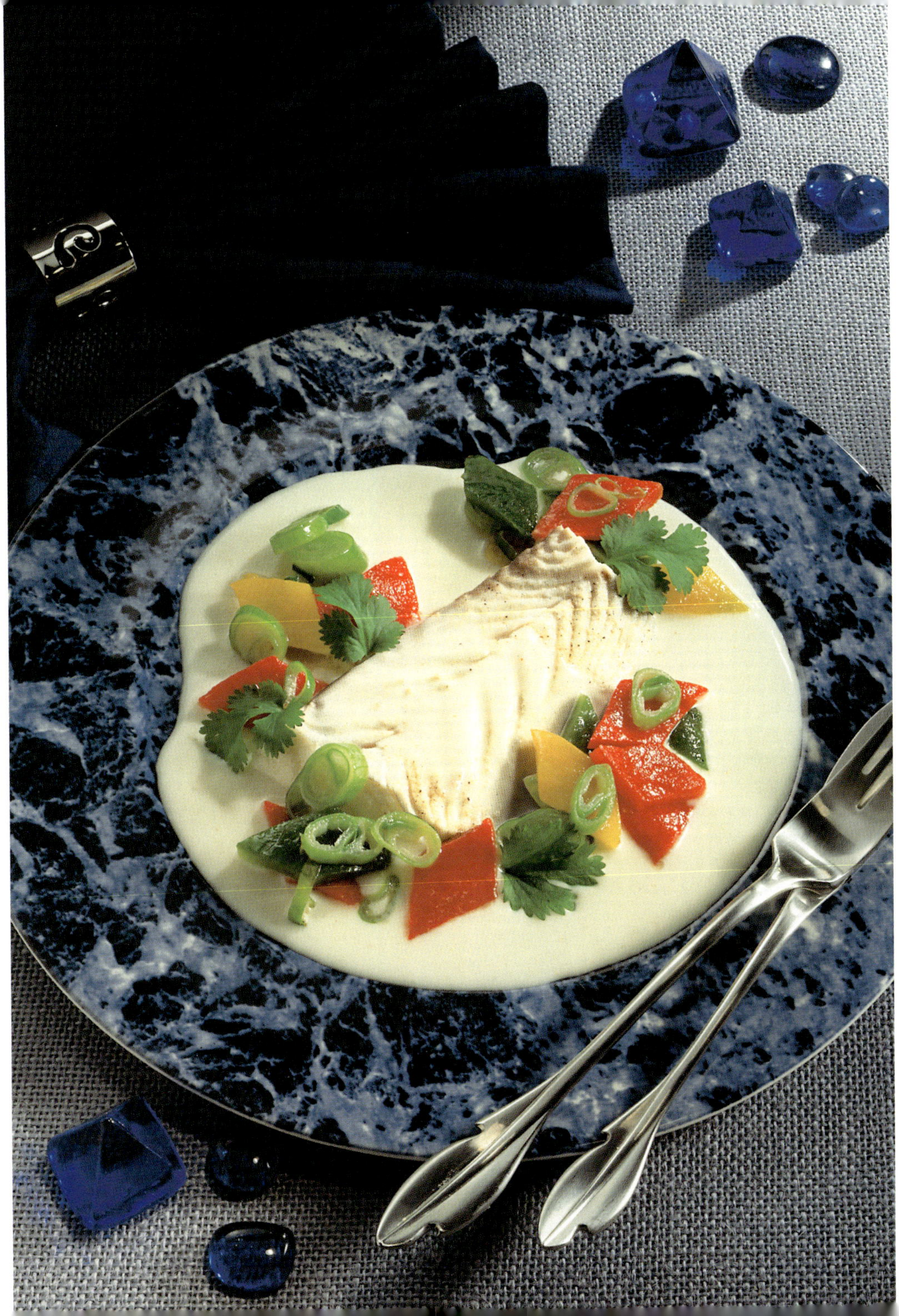

Rotbarsch-Paprika-Eintopf

Für 2 Personen
Zubereitungszeit: ca. 30 Minuten
320 kcal · 10,5 g Fett · 30%

1 kleine rote Paprika
1 kleine grüne Paprika
60 g kleine Champignons
2 Knoblauchzehen
1 Zwiebel
1 EL Öl
1 EL Tomatenmark
1 TL Paprikapulver, edelsüß
200 ml Rotwein
200 ml Fischfond (Glas)
1 Lorbeerblatt
Salz
schwarzer Pfeffer
300 g Rotbarschfilet
3 Zweige Thymian
1 EL gehackte glatte Petersilie

1. Paprikaschoten in feine Streifen schneiden. Die Champignons in Scheiben schneiden. Knoblauchzehen und Zwiebel fein würfeln.
2. Das Öl in einem Topf erhitzen und die Zwiebel mit dem Knoblauch darin andünsten. Das Tomatenmark hinzugeben, das Paprikapulver darüberstäuben, gut verrühren und mit Wein und Fischfond ablöschen und etwas einköcheln lassen.
3. Die Paprikastreifen und die Champignonscheiben zur Sauce geben. Mit Lorbeer, Salz und Pfeffer würzen.
4. Das Ganze etwa 4 Minuten köcheln lassen, das Lorbeerblatt herausnehmen.
5. Das Fischfilet waschen, trockentupfen und in etwa 2 cm große Würfel schneiden, zum Paprikagemüse geben und etwa 3 Minuten ziehen lassen.
6. Die Thymianblätter fein hacken und zusammen mit der Petersilie über den Eintopf streuen.

TIP
Dazu paßt Baguette.

Forelle mit Kräutern auf Gemüse

Für 2 Personen
Zubereitungszeit: ca. 35 Minuten
190 kcal 4,5 g Fett 21%

1 große Möhre
200 g Sellerie
1 Stange Lauch
300 g Lachsforellenfilet (2 Stück)
1 EL Zitronensaft
Salz
6 EL gemischte TK-Kräuter

1. Möhre und Sellerie in dünne Stifte schneiden. Den Lauch längs halbieren und in dünne Streifen schneiden.
2. Die Fischfilets kurz abspülen, trockentupfen mit dem Zitronensaft beträufeln und salzen.
3. Den Backofen auf 220 °C vorheizen. Die Gemüsestreifen mit etwas Salz würzen und auf ein 30 cm mal 40 cm großes Stück Alufolie verteilen. 5 Eßlöffel Wasser darüber gießen.
4. Die Fischfilets auf das Gemüse legen und die Kräuter darauf streuen. Die Alufolie verschließen und den Fisch im Backofen auf mittlerer Schiene etwa 20 Minuten garen.
(auf dem Foto)

TIP
Dazu paßt Kartoffelpürree.

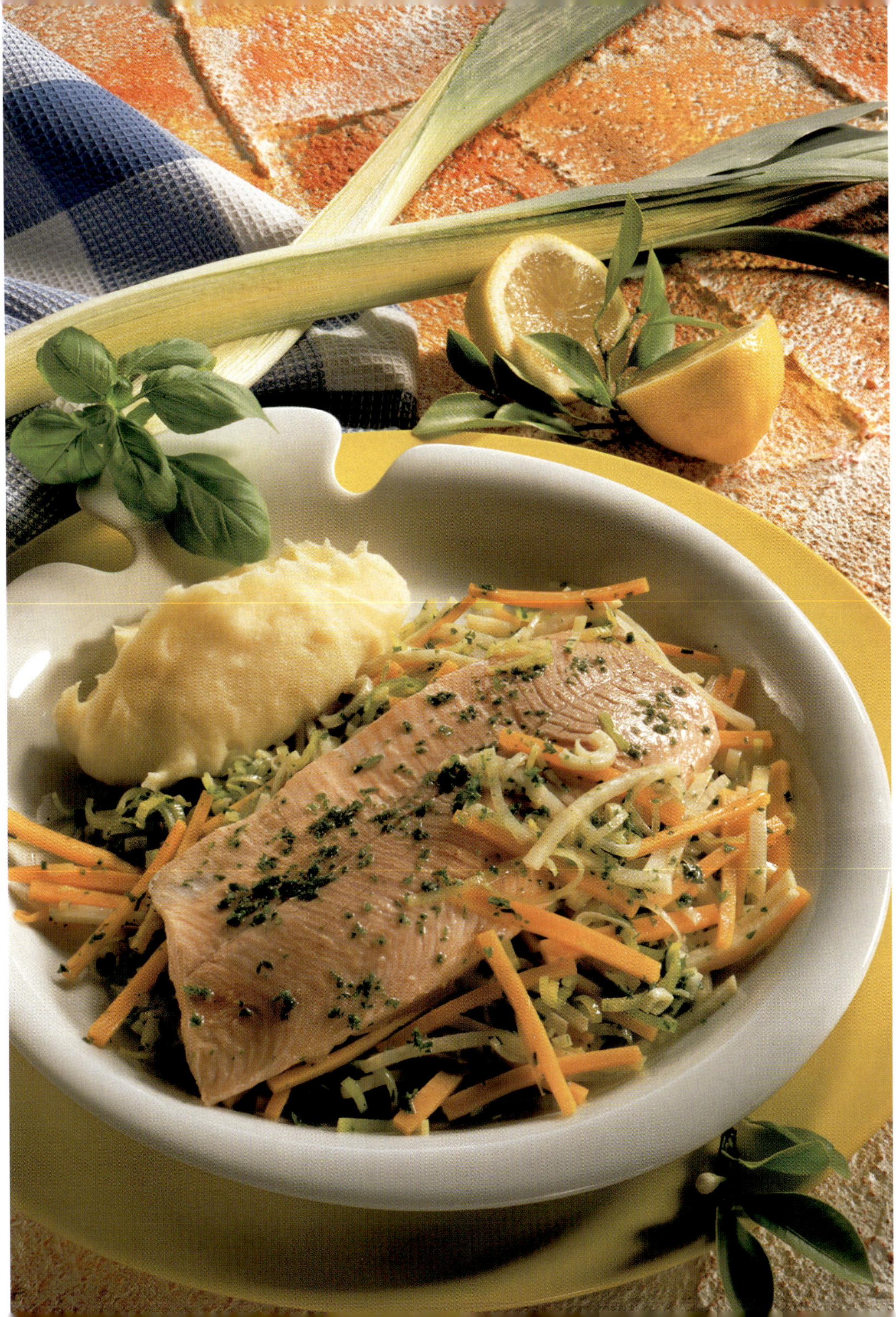

Kräuterreis mit Garnelen

Für 2 Personen
Zubereitungszeit: ca. 30 Minuten
430 kcal · 14 g Fett · 29%

130 g Reis
300 ml Gemüsebrühe
200 g Riesengarnelen
1 Knoblauchzehe
2 EL Zitronensaft
1 EL Olivenöl
Salz
weißer Pfeffer
50 g Schmand (24% F.)
25 g gemischte TK-Kräuter

1. Den Reis in der Gemüsebrühe etwa 20 Minuten gar kochen.
2. Die Garnelen unter kaltem Wasser abwaschen, trockentupfen, an der Rückseite der Länge nach einritzen und den Darm entfernen.
3. Den Knoblauch schälen und pressen. Mit Zitronensaft, Olivenöl, Salz und Pfeffer verrühren.
4. Die Garnelen in dieser Marinade wenden und abgedeckt beiseite stellen. Eine beschichtete Pfanne erhitzen und die Garnelen darin von beiden Seiten anbraten. Den Reis abgießen und abtropfen lassen.
5. Den Schmand und 2 Eßlöffel Kräuter zu den Garnelen geben und verrühren und mit Salz und Pfeffer abschmecken.
6. Die restlichen Kräuter unter den Reis mischen. Den Reis auf 2 Teller geben, in die Mitte eine Vertiefung formen und die Garnelen dort hineinfüllen.
(auf dem Foto)

Bachforelle mit gebackenen Tomaten

Für 2 Personen
Zubereitungszeit: ca. 40 Minuten
510 kcal · 13 g Fett · 23%

300 g kleine Kartoffeln
Salz
1 große Fenchelknolle
2 Bachforellen à 300 g
Saft von 1 Zitrone
4 Tomaten
2 EL Semmelbrösel
1 EL Olivenöl

1. Den Backofen auf 200 °C vorheizen. Die Kartoffeln schälen und in Salzwasser etwa 20 Minuten kochen. Inzwischen den Fenchel putzen und in etwa 1 cm lange Streifen schneiden.
2. Die Forellen abwaschen, trockentupfen, innen und außen mit Zitronensaft beträufeln, salzen und pfeffern.
3. Auf einem großen Stück Alufolie das Gemüse verteilen, 4 Eßlöffel Wasser dazugeben und die Forellen auf das Gemüse legen. Die Alufolie verschließen und für etwa 15 Minuten in den Backofen geben.
4. Inzwischen von den Tomaten die obere Scheibe mit Stielansatz wegschneiden. Von oben ein wenig aushöhlen und in eine flache, feuerfeste Form setzen.
5. Die Semmelbrösel mit Olivenöl, Salz und Pfeffer vermischen und auf die Tomaten geben. Die Tomaten für etwa 10 Minuten überbacken.
6. Die Kartoffeln abgießen, die Tomaten aus dem Backofen nehmen, Forellen und das Fenchelgemüse aus der Alufolie packen. Alles zusammen servieren.

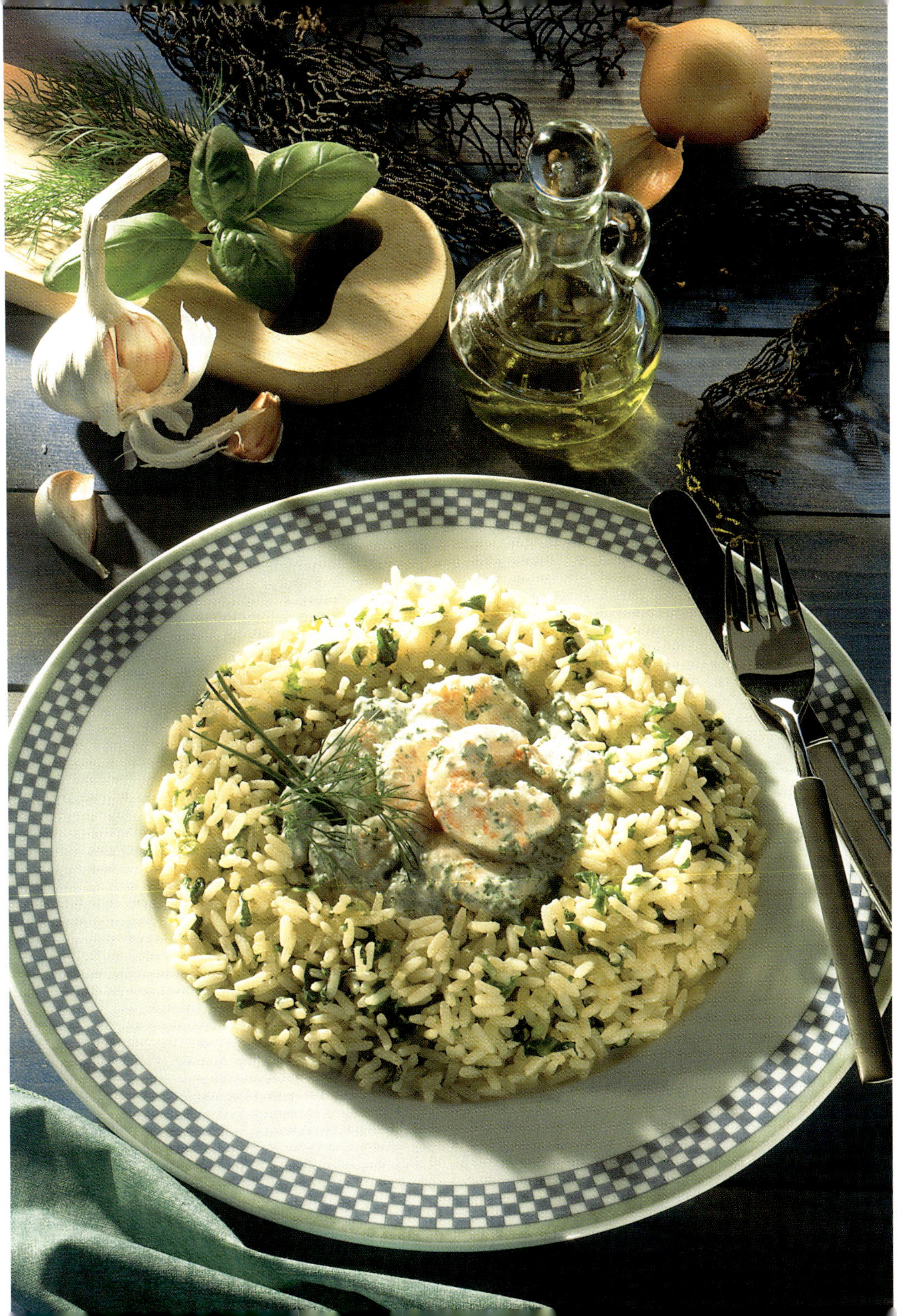

Schellfisch mit Fenchelgemüse

Für 2 Personen
Zubereitungszeit: ca.
200 kcal · 5,5 g Fett · 25%

400 g Schellfischfilet (2 Stück)
Saft von 1 Zitrone
1 große Fenchelknolle
1 EL Butter
Salz
weißer Pfeffer
½ Bund Kerbel

1. Schellfisch waschen, trockentupfen. Im Zitronensaft etwa 30 Minuten ziehen lassen.
2. Die Fenchelknolle putzen und in dünne Streifen schneiden. Die Butter in einer beschichteten Pfanne erhitzen und die Fenchelstreifen darin dünsten.
3. Die Schellfischfilets aus dem Zitronensaft nehmen, salzen, pfeffern, auf das Fenchelgemüse geben und geschlossen etwa 10 Minuten dünsten.
4. Den Kerbel fein hacken. Den Fisch und das Gemüse aus der Pfanne nehmen, auf 2 Tellern anrichten, den Kerbel darüber streuen.

TIP
Dazu paßt eine Mischung aus weißem Reis und Wildreis im Verhältnis 5:1.

Kabeljau mit Lauchgemüse

Für 2 Personen
Zubereitungszeit: ca. 35 Minuten
715 kcal · 15 g Fett · 19%

300 g kleine Kartoffeln
Salz
2 Stangen Lauch
300 g Kabeljaufilet (2 Stück)
2 EL Zitronensaft
250 g Joghurt (1,5% F.)
2 EL gehackter Dill
1 EL Öl, schwarzer Pfeffer
1 Prise Curry

1. Die Kartoffeln etwa 20 Minuten in Salzwasser kochen. Den Lauch in feine Streifen schneiden.
2. Das Fischfilet waschen, trockentupfen, mit dem Zitronensaft säuern und salzen. Den Joghurt mit dem Dill verrühren und salzen.
3. Eine beschichtete Pfanne mit Öl auspinseln und das Fischfilet auf beiden Seiten 4 bis 5 Minuten braten. Den Fisch warm stellen, das restliche Öl in die Pfanne geben, den Lauch unter Rühren 3 bis 4 Minuten dünsten. Mit Salz, Pfeffer und Curry würzen.
4. Den Fisch auf dem Lauch anrichten, die Joghurtsauce darauf verteilen. Die Kartoffeln mit Schale oder gepellt dazu reichen.
(auf dem Foto)

Krabbenpfanne mit Glasnudeln

Für 2 Personen
Zubereitungszeit: ca. 35 Minuten
230 kcal · 7,5 g Fett · 29%

100 g Glasnudeln
150 g Staudensellerie
150 g Möhren
2 Frühlingszwiebeln
1 EL Sojaöl
200 g geschälte Krabben
1 EL trockener Sherry
2 EL Sojasauce
200 ml Gemüsebrühe

1. Die Glasnudeln in einer Schüssel mit kochendem Wasser überbrühen und 5 Minuten ziehen lassen. In ein Sieb schütten, abschrecken und mit der Küchenschere mehrmals zerschneiden.
2. Sellerie und Möhren in dünne Scheiben schneiden. Das Grün des Selleries grob hacken. Die Frühlingszwiebeln in feine Ringe schneiden.
3. Das Öl im Wok erhitzen. Die Knoblauchzehe direkt in den Wok pressen. Das kleingeschnittene Gemüse unter Rühren einige Minuten braten. Dann die Glasnudeln und die Krabben dazugeben und etwa 1 Minute erhitzen.
4. Sherry, Sojasauce und die Brühe in den Wok gießen. Alles gut durchrühren, mit dem Selleriegrün bestreuen.

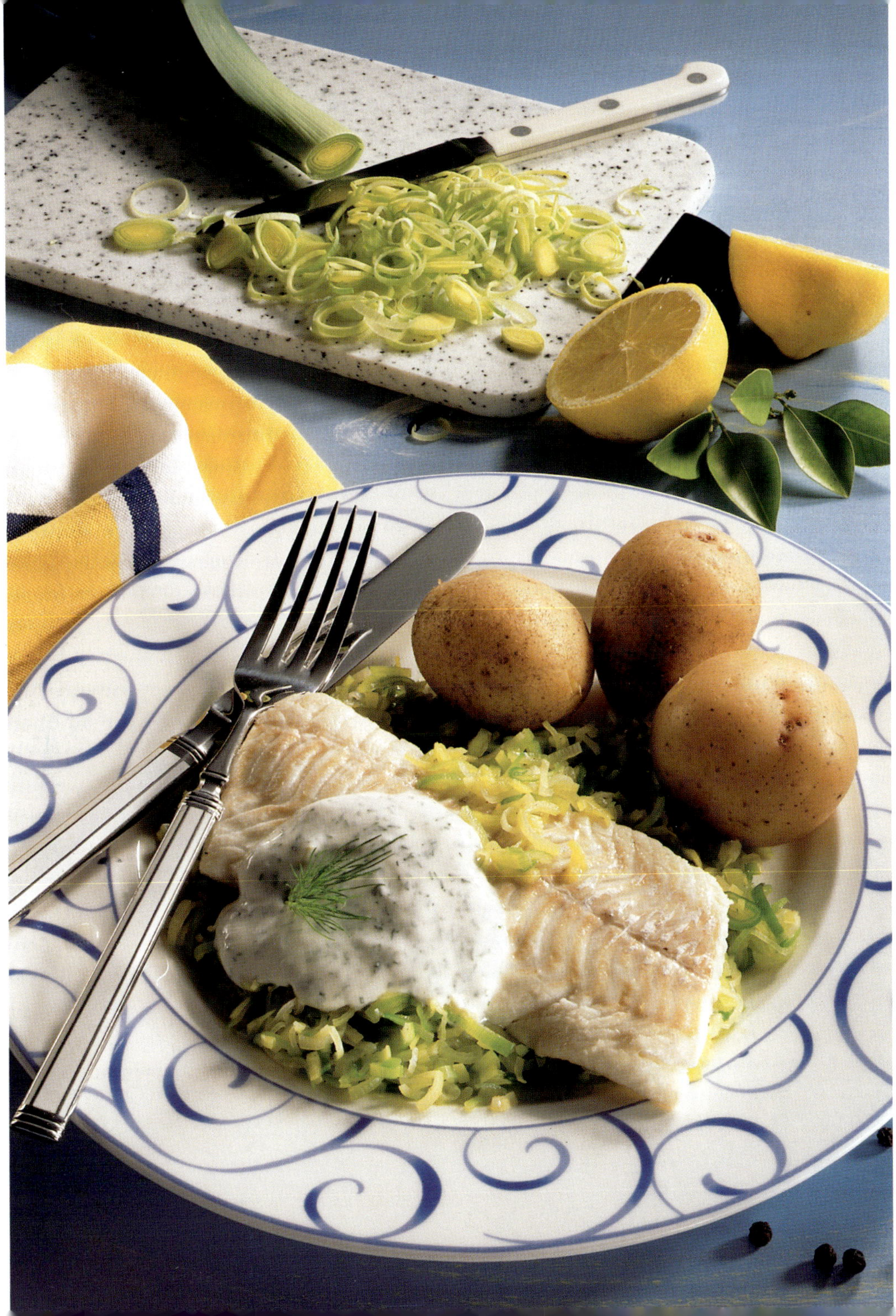

Pochierter Lengfisch

Für 2 Personen
Zubereitungszeit: ca. 35 Minuten
310 kcal · 6,5 g Fett · 19%

100 g Möhren
1 Zwiebel
1 Knoblauchzehe
1 EL Butter
250 ml Maracujasaft
500 ml Gemüsebrühe (Instant)
2 TL Essig
400 g Lengfischfilet (2 Stück)
Salz
schwarzer Pfeffer
100 g TK-Erbsen
2 EL heller Saucenbinder

1. Die Möhren in feine Stifte schneiden. Die Zwiebel in halbe Ringe schneiden.
2. Die Butter in einem Topf erhitzen, den Knoblauch hineindrücken und mit den Zwiebelstreifen dünsten. Mit dem Maracujasaft ablöschen und etwa 10 Minuten offen köcheln lassen.
3. Etwa 300 ml Gemüsebrühe mit 1 Teelöffel Essig aufkochen und die Lengfischfilets hineingeben. Etwa 10 Minuten bei mittlerer Hitze pochieren.
4. Etwa 200 ml von der Gemüsebrühe und 1 Teelöffel Essig zu den Zwiebeln geben. Mit Salz und Pfeffer abschmecken.
5. Karotten und Erbsen hinzufügen und das Gemüse in der Sauce etwa 5 Minuten garen.
6. Den Saucenbinder einrühren und etwa 1 Minute kochen lassen. Die Lengfischfilets aus der Brühe nehmen und mit der Gemüsesauce auf 2 Tellern anrichten.

TIP
Dazu paßt Reis.

Tintenfisch mit Gemüse und Sesamsamen

Für 2 Personen
Zubereitungszeit: ca. 35 Minuten
360 kcal · 7,5 g Fett · 19%

100 g Basmatireis
Salz
200 g Chinakohl
1 Tomate
250 g küchenfertige Tintenfische
2 EL Sojasauce
1 EL Weinessig
1 EL saure Sahne (10% F.)
Salz
schwarzer Pfeffer
1 Prise Zucker
1 EL Sojaöl
2 EL Sesamsamen
½ Bund Koriandergrün

1. Den Reis in Salzwasser etwa 20 Minuten kochen.
2. Den Strunk aus dem Chinakohl schneiden und dann den Chinakohl in schmale Streifen schneiden.
3. Die Tomate überbrühen, enthäuten und in schmale Spalten schneiden. Die Tintenfische kalt abspülen und quer in schmale Streifen schneiden.
4. Aus Sojasauce, Essig und saurer Sahne eine Sauce rühren, mit Salz, Pfeffer und Zucker abschmecken.
5. Einen Wok mit dem Öl auspinseln und erhitzen. Die Tintenfischstücke unter Rühren etwa 3 Minuten anbraten. Die Sesamsamen einstreuen und kurz rösten. Die Tintenfischstücke herausnehmen, beiseite stellen und sparsam salzen.
6. Die Chinakohlstreifen und die Tomatenspalten in den Wok geben und etwa 8 Minuten unter Rühren bei milder Hitze dünsten. Das Gemüse mit der Sauce ablöschen.
7. Den Tintenfisch untermischen und zugedeckt noch einmal 5 Minuten garen.
8. Den Reis abgießen und abtropfen lassen. Den Koriander hacken und über die Tintenfische und das Gemüse streuen. Zusammen mit dem Reis servieren.
(auf dem Foto)

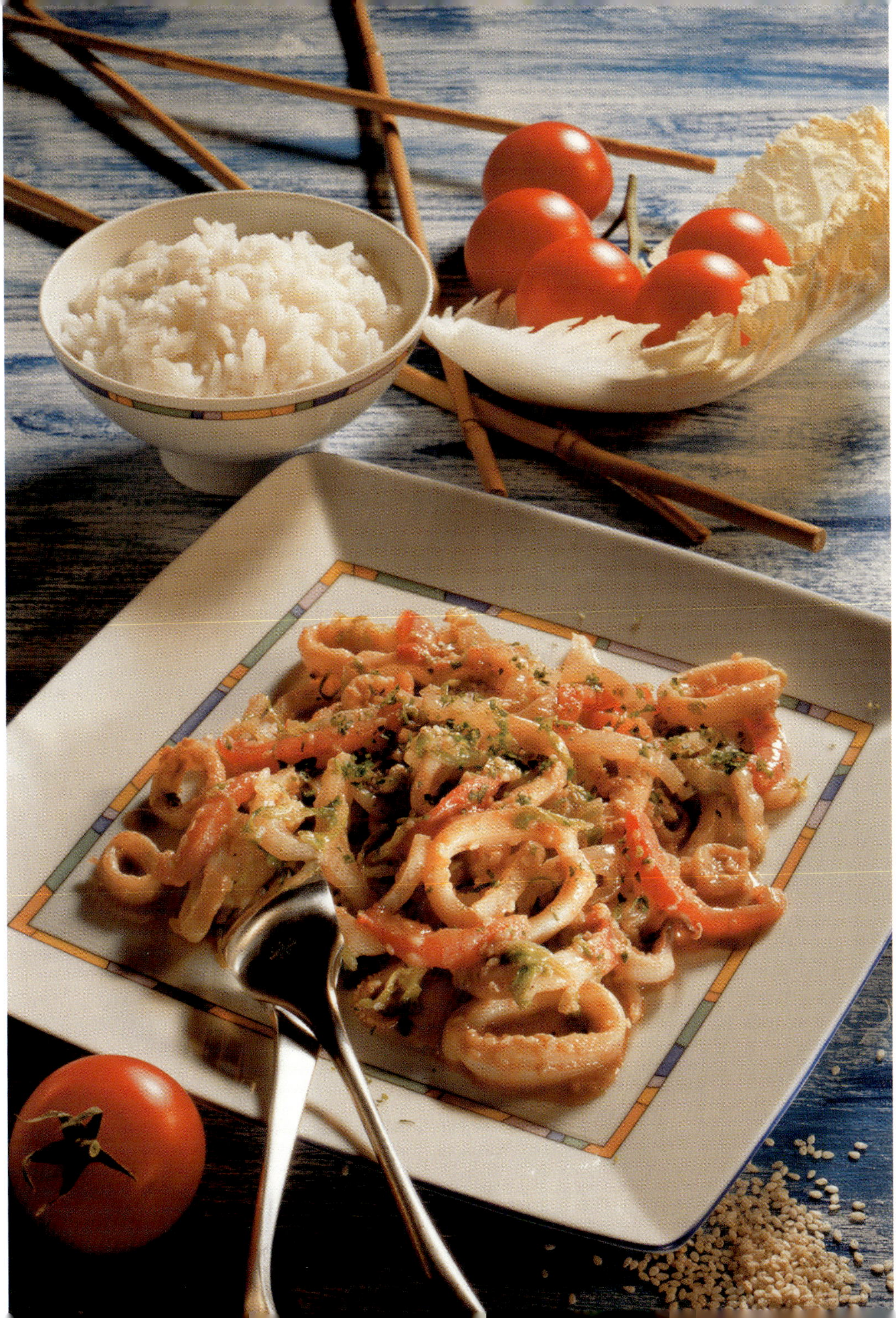

Hauptgerichte mit Gemüse

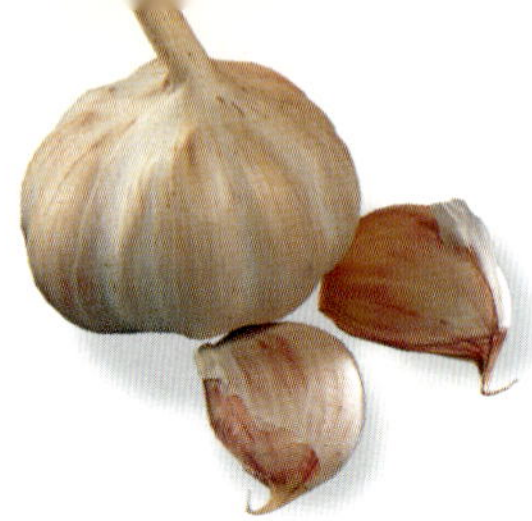

Kartoffelpizza

Für 2 Personen
Zubereitungszeit: ca. 50 Minuten
490 kcal · 15 g Fett · 28%

400 g Kartoffeln
Salz
400 g Tomaten (Dose)
schwarzer Pfeffer
1 TL getrockneter Oregano
1 EL Öl
2 kleine Möhren
300 g Brokkoli
300 g Blumenkohl
100 g kleine Champignons
1 Bund Basilikum
100 g gekochter Schinken (ohne Fettrand)
125 g Mozzarella (45% F. i. Tr.)

1. Die Kartoffeln in Salzwasser etwa 15 Minuten kochen. Abschütten, pellen und auskühlen lassen.
2. Die Tomaten mit dem Saft in einen Topf geben und mit dem Pürierstab zerkleinern. Mit Salz und Pfeffer würzen. Das Ganze etwa 10 Minuten einkochen lassen und mit dem Oregano würzen.
3. Den Backofen auf 200 °C vorheizen. Die Kartoffeln grob raspeln, salzen und pfeffern. Das Öl in einer großen, beschichteten Pfanne erhitzen und die Raspel hineingeben. Bei schwacher Hitze hellbraun braten. Nicht rühren.
4. Die Möhren in hauchdünne Scheiben schneiden. Vom Brokkoli und Blumenkohl kleine Röschen abtrennen und in kochendem Salzwasser etwa 3 Minuten garen. Herausnehmen, abschrecken und abtropfen lassen.
5. Die Champignons vierteln. Die Basilikumblätter fein hacken. Den gekochten Schinken in etwa 1 cm große Würfel schneiden.
6. Den Kartoffelkuchen auf ein mit Backtrennpapier ausgelegtes Backblech stürzen und mit dem Tomatenpürree bestreichen.
7. Das Gemüse und die Schinkenwürfel auf der Pizza verteilen, mit Basilikum bestreuen.
8. Den Mozzarella in dünne Scheiben schneiden und auf dem Belag verteilen. Die Pizza auf mittlerer Schiene etwa 15 Minuten backen.

Blechkartoffeln mit Kräuterquark

Für 2 Personen
Zubereitungszeit: ca. 45 Minuten
390 kcal · 6 g Fett · 14 %

600 g Kartoffeln
1 EL Öl, 1 EL grobes Salz
1 TL getrocknete, italienische Kräuter
500 g Quark (0,2% F.)
150 g Salatgurke
1 Bund Schnittlauch
1 Knoblauchzehe
schwarzer Pfeffer, Salz

1. Den Ofen auf 220°C vorheizen. Die Kartoffeln längs durchschneiden. Ein Backblech mit Öl bepinseln, mit Salz und Kräutern bestreuen.
2. Die Kartoffelhälften mit den Schnittflächen auf das Backblech setzen und auf mittlerer Schiene etwa 40 Minuten backen.
3. Die Gurke schälen, raspeln und ausdrücken. Den Schnittlauch in Röllchen schneiden und die Knoblauchzehe pressen. Alles mit dem Quark vermischen. Mit Pfeffer und Salz abschmecken.

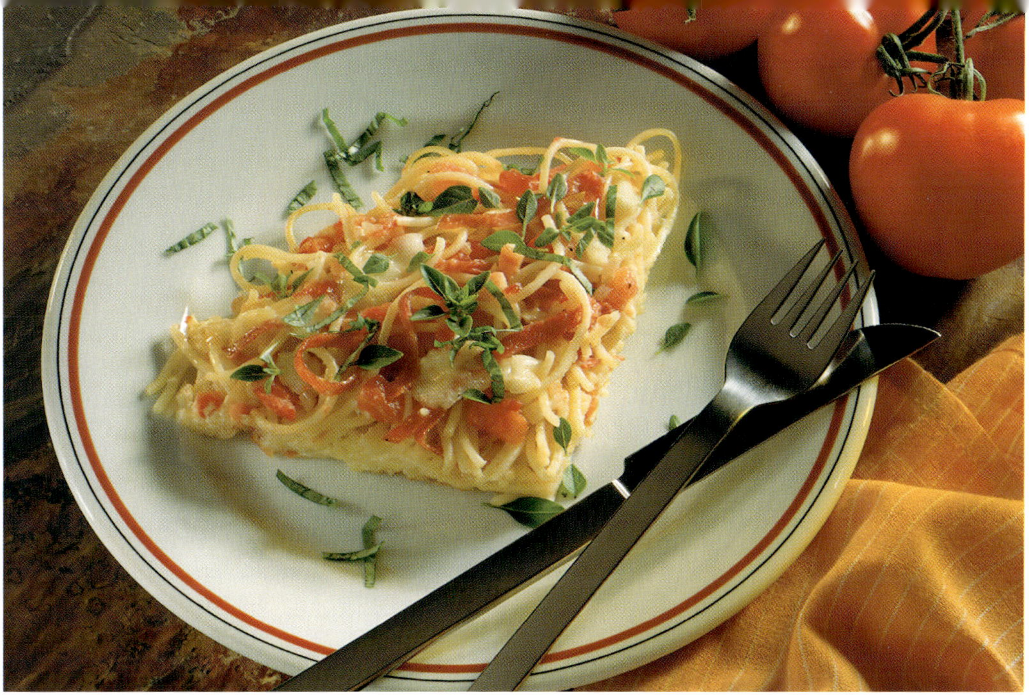

Spaghettiomelett

Spaghettiomelett

Für 2 Personen
Zubereitungszeit: ca. 30 Minuten
590 kcal · 16 g Fett · 24%

200 g Spaghetti
Salz
3 Fleischtomaten
2 Eier
100 ml Milch (1,5% F.)
schwarzer Pfeffer
je 1 EL feingehackter Schnittlauch, Petersilie, Salbei, Estragon
4 – 5 Tropfen Öl
20 g frisch geriebener Parmesan
2 EL gehacktes Basilikum

1. Die Spaghetti in reichlich Salzwasser bißfest garen. Inzwischen die Fleischtomaten über Kreuz einritzen, heiß überbrühen, enthäuten, entkernen und das Fruchtfleisch in Spalten schneiden.
2. Die Eier mit der Milch verquirlen, mit Pfeffer und Salz würzen und die Kräuter daruntermischen.
3. Die Spaghetti abgießen, abschrecken, gut abtropfen lassen und mit der Eiermasse vermischen.
4. Eine beschichtete Pfanne mit Öl auspinseln und erhitzen. Die Nudelmasse hineingeben, mit den Tomatenspalten belegen. Den Parmesan darauf streuen.
5. Das Omelett etwa 5 Minuten bei milder Hitze und geschlossenem Deckel stocken lassen, in 2 Hälften teilen und mit Basilikum bestreuen.

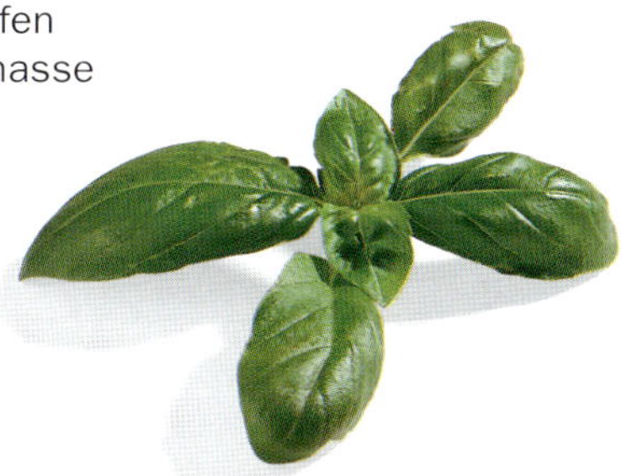

Bandnudeln mit grünem Spargel

Für 2 Personen
Zubereitungszeit: 30 Minuten
580 kcal · 18 g Fett · 28%

500 g grüner Spargel
200 g Bandnudeln
1 Prise Zucker
Salz
2 EL Butter
1 Bund Kerbel
50 g Parmesan
schwarzer Pfeffer

1. Den grünen Spargel waschen, die holzigen Enden abschneiden. Die Spargelstangen im unteren Drittel schälen und in 3 cm lange Stücke schneiden.
2. Die Bandnudeln in Salzwasser bißfest garen. In einem weiteren Topf Wasser mit Zucker und Salz zum Kochen bringen. Den Spargel 7 bis 8 Minuten darin garen.
3. Den Kerbel waschen und trockentupfen. Blättchen abzupfen und grob hacken. Parmesan grob reiben. Die Nudeln und den Spargel abgießen und abtropfen lassen.
4. Die Butter in einem Topf schmelzen, Nudeln und Spargel darin schwenken. Den gehackten Kerbel unterheben. Mit schwarzem Pfeffer würzen und mit dem Parmesan bestreuen.

Spaghetti mit Gemüsesauce

Für 2 Personen
Zubereitungszeit: ca. 40 Minuten
400 kcal · 10 g Fett · 23%

3 kleine Möhren
1 Stange Staudensellerie
1 Kohlrabi
6 Tomaten
1 Zweig Thymian
2 Zweige Oregano
200 g Spaghetti
Salz
1 EL Olivenöl
1 EL Tomatenmark
abgeriebene Schale von 1 Zitrone
150 ml Tomatensaft
1 Msp. Muskat
schwarzer Pfeffer
1 Prise Zucker
2 EL geriebener Parmesan

1. Möhren, Staudensellerie und Kohlrabi in kleine Würfel schneiden. Die Tomaten über Kreuz einritzen, überbrühen und enthäuten. Das Fruchtfleisch entkernen und in Stücke schneiden.
2. Die Kräuter von den Stielen zupfen und die Blätter fein hacken. Die Spaghetti in reichlich Salzwasser bißfest kochen.
3. Das Öl in einem Topf erhitzen und die Gemüsewürfel darin anschwitzen. Das Tomatenmark, die abgeriebene Zitronenschale und den Tomatensaft dazugeben.
4. Die Sauce mit Muskat, Pfeffer, Salz und Zucker abschmecken und etwa 10 Minuten köcheln. Die Gemüsestücke sollen noch Biß haben.
5. Die Spaghetti abgießen, mit den Tomatenstücken mischen und auf 2 Teller verteilen. Die Sauce darauf geben und mit Käse und gehackten Kräutern bestreuen.
(auf dem Foto)

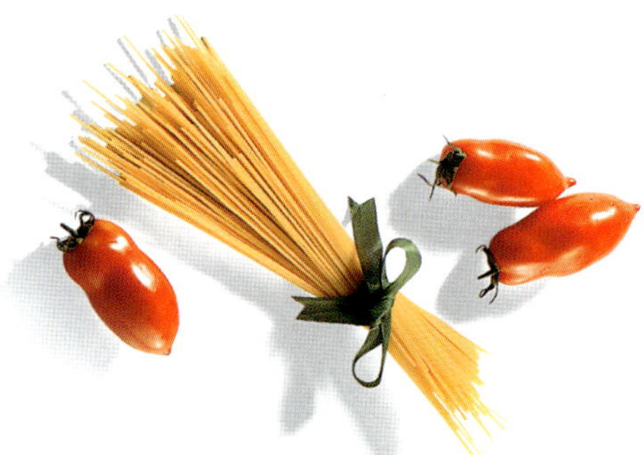

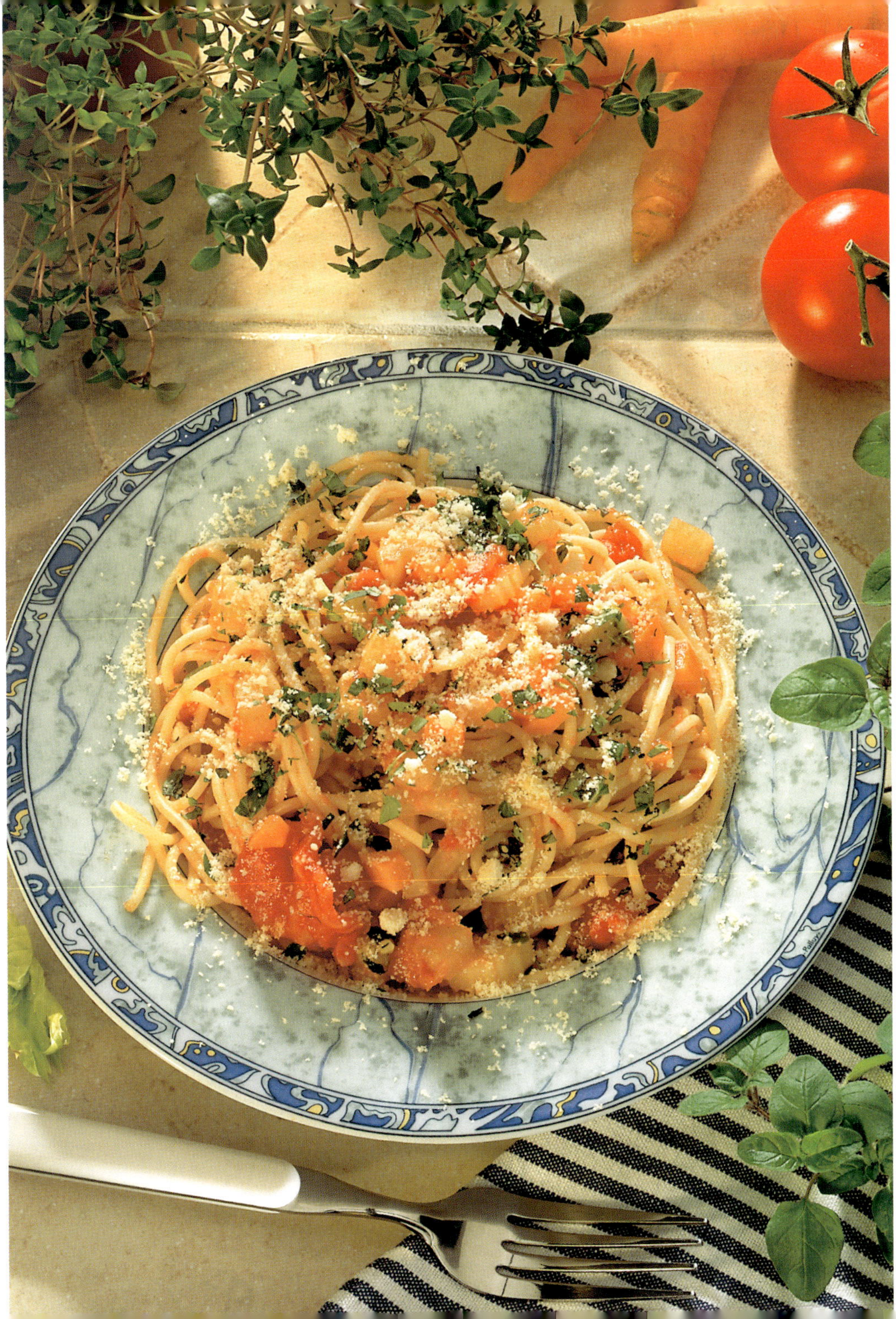

Gemüse-Früchte-Quiche

Für 2 Personen
Zubereitungszeit: ca. 70 Minuten
470 kcal · 13 g Fett · 25%

100 g Mehl
1 EL Butter
50 g Joghurt (0,1% F.)
2 EL Buttermilch
Salz
1 Msp. gemahlener Anis
1 Msp. gemahlener Kümmel
300 g Blumenkohl
300 g Brokkoli
1 Banane
1 kleiner Apfel
100 g Quark (0,2% F.)
2 Eiweiß
50 g geriebener Bergkäse
1 Msp. Muskat
1 TL Curry

1. Mehl, weiche Butter, Joghurt, Buttermilch, 1 Prise Salz, Anis und Kümmel zu einem Teig verkneten. In Klarsichtfolie einschlagen und kalt stellen.
2. Den Blumenkohl und den Brokkoli in Röschen zerteilen, die Stiele in Scheiben schneiden. Alles in kochendem Salzwasser etwa 10 Minuten garen. Das Gemüse in ein Sieb geben, kalt abspülen und abtropfen lassen.
4. Den Backofen auf 180 °C vorheizen. Den Mürbeteig ausrollen und in eine Springform (etwa 20–24 cm ø) geben. Den Teig am Rand der Form hochziehen und festdrücken. Den Boden mehrmals einstechen. Den Teig etwa 8 Minuten vorbacken.
5. Die Banane und den Apfel schälen und in große Würfel schneiden. Die Gemüse- und Obststücke miteinander mischen und auf dem vorgebackenen Boden verteilen.
6. Den Quark, die Eiweiße, die Hälfte vom Käse und Gewürze verrühren, salzen und über der Gemüse-Obst-Mischung verteilen. Den restlichen Käse über die Quiche geben.
7. Die Quiche etwa 30 Minuten auf der mittleren Schiene backen. Vor dem Anrichten in Stücke schneiden.
(auf dem Foto)

TIP
Wenn Sie das Eiweiß zuvor steifschlagen, wird die Quiche besonders locker.

Überbackene Spätzle

Für 2 Personen
Zubereitungszeit: ca. 25 Minuten
600 kcal · 18 g Fett · 27%

250 g Spätzle
Salz
2 große Zwiebeln
1 EL Butter
60 g geriebener Gouda
(40% F. i. Tr.)
2 EL gehackte Petersilie

1. Die Spätzle in reichlich Salzwasser nach Packungsanleitung kochen und abtropfen lassen.
2. Die Zwiebeln in Ringe schneiden. Die Butter in einer beschichteten Pfanne zerlassen und die Zwiebelringe darin andünsten.
3. Die abgetropften Spätzle dazugeben, gut miteinander vermischen. Den Käse darauf streuen. Bei milder Hitze und geschlossenem Deckel etwa 7 Minuten überbacken. Mit Petersilie bestreuen und dann servieren.

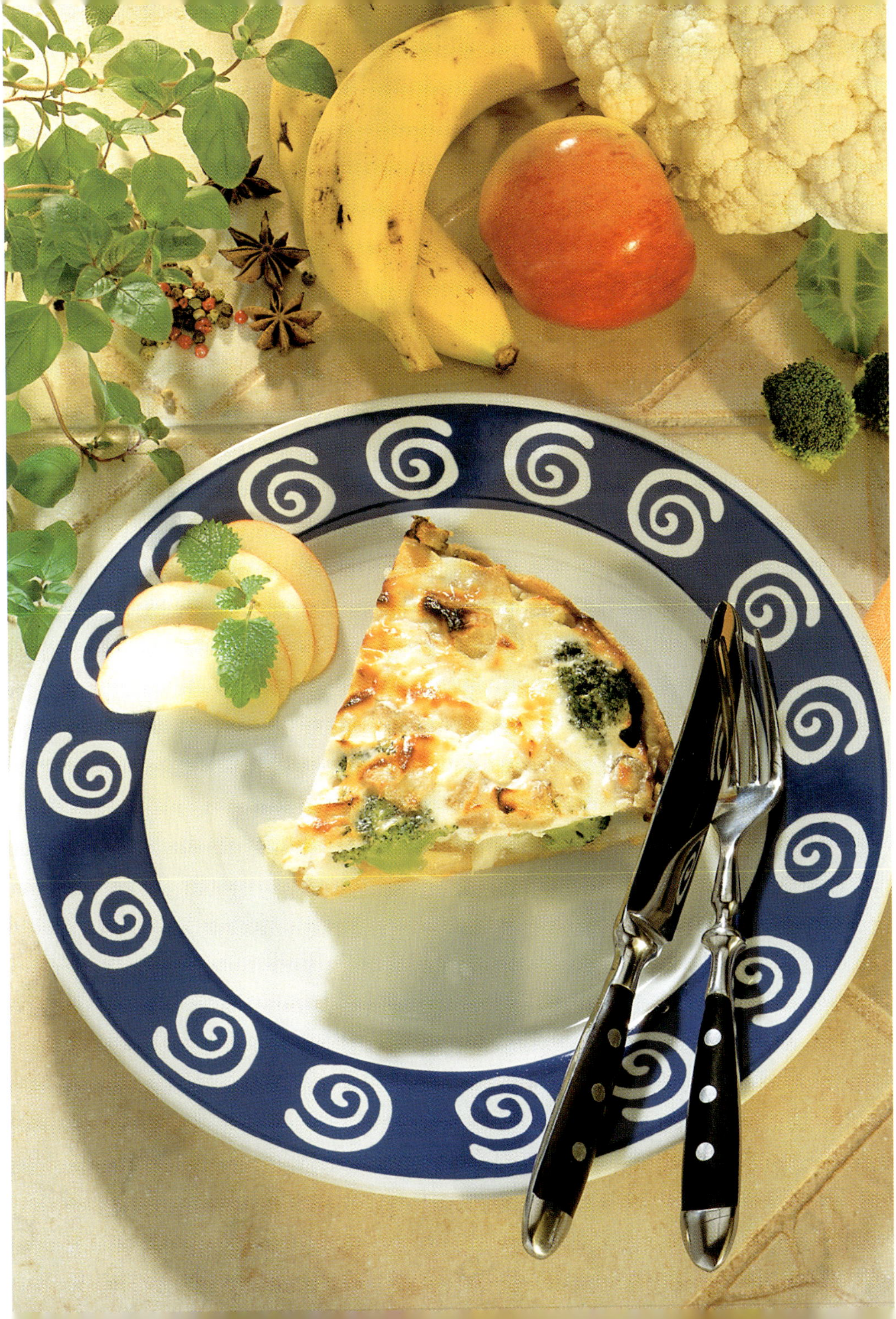

Reis-Linsen-Curry

Für 2 Personen
Zubereitungszeit: ca. 45 Minuten
430 kcal · 5,5 g Fett · 12%

100 g Berglinsen
1 Zwiebel
1 Knoblauchzehe
ca. 2 cm frischer Ingwer
1 EL Öl
1 EL Curry
1 Msp. Korianderpulver
1 TL gekörnte Gemüsebrühe (Instant)
100 g Naturreis
1 Banane
½ Kästchen Kresse

1. Die Linsen verlesen und waschen. Zwiebel, Knoblauch und Ingwer fein würfeln. Das Öl in einem Topf erhitzen und die Zwiebelwürfel zusammen mit dem Knoblauch, Ingwer und Curry einige Minuten anbraten.
2. Die Linsen dazugeben und ½ Liter Wasser angießen. Mit Korianderpulver und gekörnter Brühe abschmecken. Etwa 15 Minuten köcheln lassen.
3. Den Reis einstreuen und weitere 20 Minuten köcheln lassen. Der Reis sollte die Flüssigkeit aufnehmen.
4. Die Banane schälen und in Scheiben schneiden. Die Kresse abspülen, das Grün abschneiden.
5. Zum Schluß die Banane unter das Linsen-Reis-Curry mischen und nochmals abschmecken, in eine Schüssel geben und mit der Kresse bestreuen.

Spargelauflauf

Für 2 Personen
Zubereitungszeit: ca. 90 Minuten
350 kcal · 10g Fett · 26%

600 g weißen Spargel
Salz
Zucker
1 EL Butter
3 Eier
250 g Quark (0,2% F.)
1 EL Weizenstärke
1 Msp. Muskat
weißer Pfeffer
4 – 5 Tropfen Öl
1 EL Mehl
300 g kleine Kartoffeln

1. Den Spargel schälen und in Wasser mit Salz, Zucker und Butter etwa 10 Minuten garen. Den Spargel abtropfen lassen und in 2 cm lange Stücke schneiden.
2. Den Backofen auf 200 °C vorheizen. Die Eier trennen. Die Eigelbe mit dem Quark und der Weizenstärke verrühren.
3. Die Eier-Quark-Masse mit Muskatnuß, Salz und Pfeffer würzen. Die Spargelstücke mit etwas Mehl bestäuben und unter die Masse heben.
4. Die Eiweiße mit 1 Prise Salz zu festem Schnee schlagen und ebenfalls unter die Masse heben.
5. Eine Auflaufform (etwa 25 cm lang) mit Öl auspinseln und die Masse hineingeben. Die Form in eine etwas größere, mit Wasser gefüllte Form stellen. In diesem Wasserbad den Auflauf etwa 40 Minuten stocken lassen.
6. Die Kartoffeln schälen und in Salzwasser etwa 20 Minuten kochen. Zusammen mit dem Auflauf servieren.

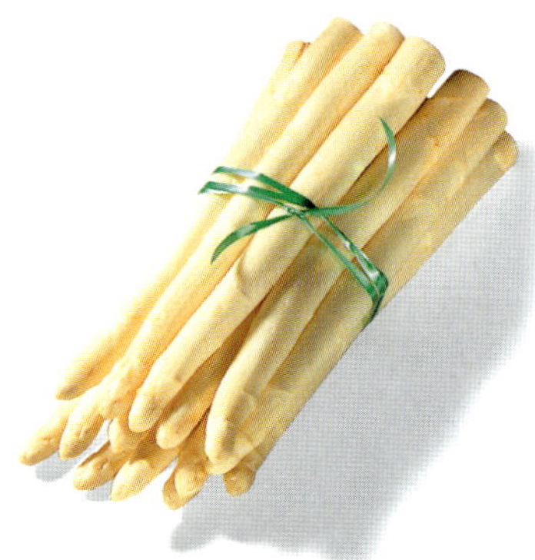

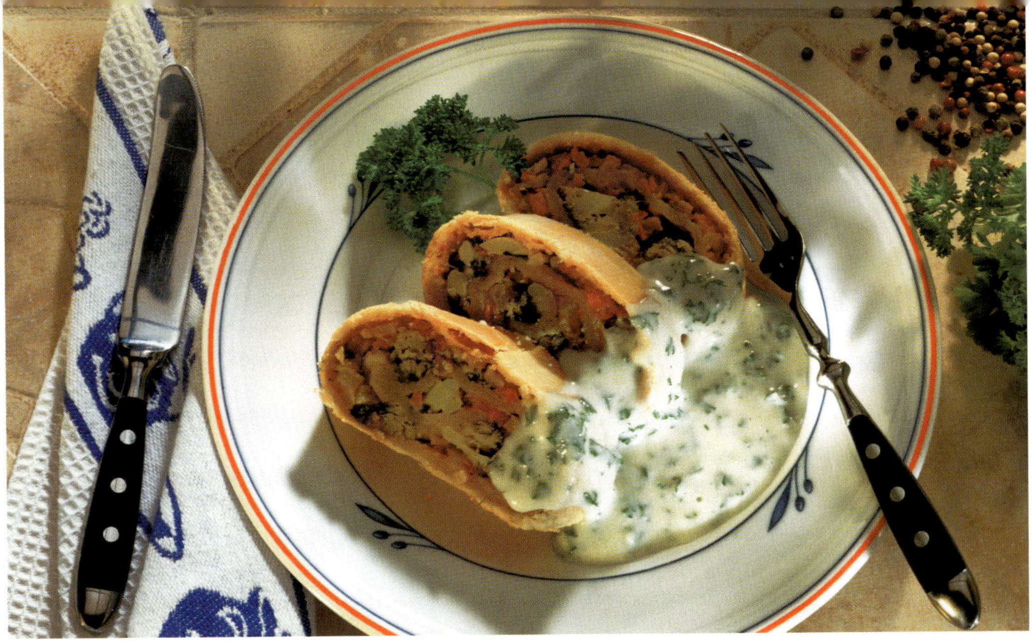

Gemüsestrudel

Gemüsestrudel

Für 2 Personen
Zubereitungszeit: ca. 90 Minuten
380 kcal · 12,5 g Fett · 30%

75 g Mehl
40 ml Wasser
1 EL Sonnenblumenöl
1 Kohlrabi, 2 Möhren
300 g Brokkoli
4 Zweige Kerbel
1 EL Butter
4 EL Semmelbrösel
Salz, schwarzer Pfeffer
100 ml Milch (1,5% F.)
2 EL heller Saucenbinder
2 EL gehackte, glatte Petersilie
1 TL Zitronensaft
½ TL Zucker

1. Aus Mehl, Wasser und Öl einen Teig kneten, in Folie einschlagen und kalt stellen.
2. Kohlrabi und Möhren in feine Würfel schneiden. Den Brokkoli in kleine Röschen zerteilen, die Stiele klein würfeln, den Kerbel fein hacken.
3. Die Butter zerlassen und das Gemüse darin etwa 5 Minuten anschwitzen. Die Semmelbrösel, den Kerbel und etwas Salz und Pfeffer hinzufügen. Gut durchrühren und abkühlen lassen.
4. Den Ofen auf 200 °C vorheizen. Den Teig auf einem bemehlten Küchenhandtuch hauchdünn ausrollen. Mit dem Handrücken unter den Teig gehen und ihn hauchdünn ausziehen.
5. Das Gemüse auf dem Teig verteilen, die Ränder dabei frei lassen. Mit Hilfe des Küchenhandtuches aufrollen.
6. Den Strudel mit der Naht nach unten auf ein mit Backpapier ausgelegtes Backblech legen und etwa 20 Minuten backen.
7. Inzwischen die Milch aufkochen und mit dem Saucenbinder binden. Mit Petersilie, Zitronensaft, Zucker, Salz und Pfeffer verfeinern.
8. Den Strudel aus dem Ofen nehmen, in Scheiben schneiden und mit der Sauce servieren.

Getreide-Reis-Pfanne

Für 2 Personen
Zubereitungszeit: ca. 35 Minuten
350 kcal · 7 g Fett · 18%

150 g Reis-Getreide-Mischung (Uncle Ben's)
1 große rote Zwiebel
1 große rote Paprika
1 große gelbe Paprika
2 Möhren
2 Zucchini
100 g Maiskörner (Dose)
1 EL Olivenöl
1 EL Gemüsebrühe (Instant)
Salz
schwarzer Pfeffer

1. Die Reis-Getreide-Mischung nach Packungsanweisung in reichlich Salzwasser kochen.
2. Die Zwiebel fein würfeln. Die Paprikaschoten in etwa 1 cm große Stücke schneiden. Die Möhren würfeln. Die Zucchini in Scheiben schneiden. Die Maiskörner in einem Sieb abtropfen lassen.
3. Den Reis abgießen und abtropfen lassen. Öl in einer hohen Pfanne erhitzen und die Zwiebelwürfel darin anbraten.
4. Die Möhrenwürfel und die Paprikastücke dazugeben und etwa 5 Minuten dünsten. Nach weiteren 5 Minuten die Zucchinischeiben und die Maiskörner dazugeben. Die gekörnte Gemüsebrühe einrühren. Mit Salz und Pfeffer abschmecken.
5. Die Reismischung mit dem Pfannengemüse mischen und auf 2 Tellern servieren.

Nudeln mit Zucchini

Für 2 Personen
Zubereitungszeit: ca. 20 Minuten
550 kcal · 7,5 g Fett · 12%

1 Zwiebel
200 g Zucchini
200 g kurze Bandnudeln
Salz
1 EL Öl
200 g Tatar
schwarzer Pfeffer
100 ml Fleischbrühe
1 EL Tomatenmark
1 TL Speisestärke

1. Die Zwiebel fein würfeln. Die Zucchini in etwa 3 mm dicke Scheiben schneiden.
2. Die Nudeln in reichlich Salzwasser etwa 10 Minuten bißfest kochen. Das Öl in einer beschichteten Pfanne erhitzen, die Zwiebelwürfel anbraten und das Tatar dazugeben. Unter Rühren krümelig anbraten, mit Salz und Pfeffer würzen.
3. Die Zucchinischeiben in dieselbe Pfanne geben und etwa 2 Minuten dünsten. Die Fleischbrühe angießen. Die Speisestärke mit 2 Eßlöffeln Wasser verrühren, zusammen mit dem Tomatenmark zur Hackfleisch-Gemüse-Masse geben und aufkochen lassen. Dann etwa 2 Minuten bei geschlossenem Deckel leise köcheln.
4. Die Nudeln abgießen, kurz abschrecken und abtropfen lassen. Auf 2 Teller verteilen und mit der Sauce servieren.

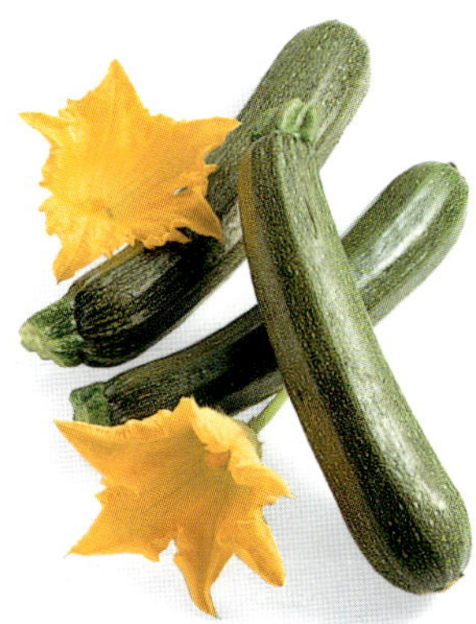

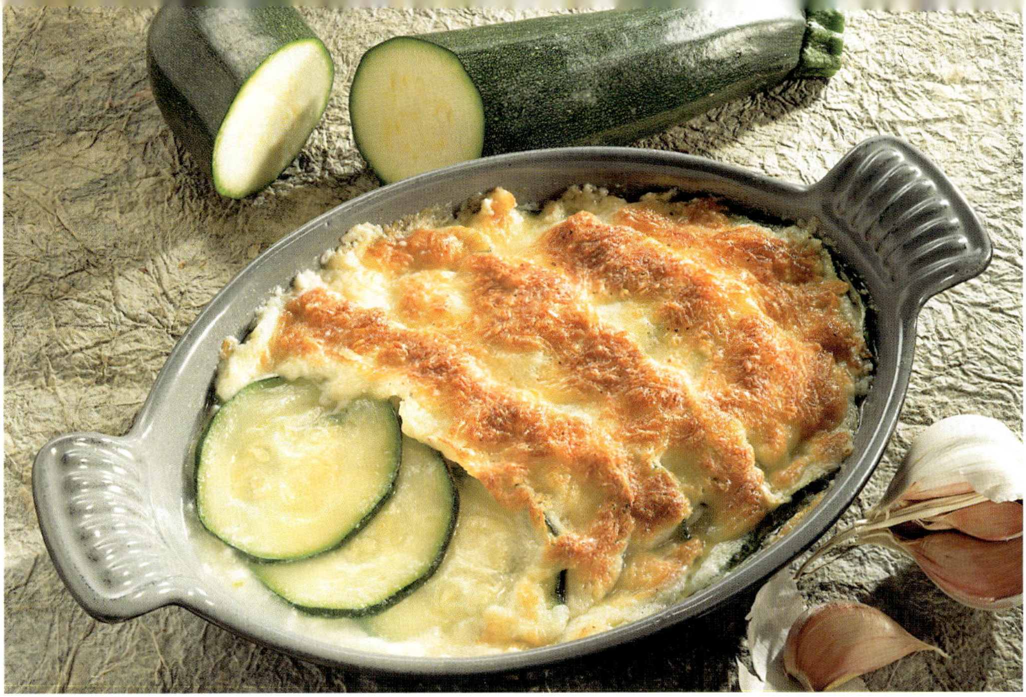

Zucchini-Kartoffel-Gratin

Zucchini-Kartoffel-Gratin

Für 2 Personen
Zubereitungszeit: ca. 45 Minuten
380 kcal · 12 g Fett · 28%

500 g Kartoffeln
200 ml Milch (1,5% F.)
1 TL Gemüsebrühe (Instant)
1 Msp. Muskat
1 Schalotte
1 Knoblauchzehe
400 g Zucchini
Salz
weißer Pfeffer
4 – 5 Tropfen Öl
80 g frisch geriebener Parmesan

1. Den Backofen auf 200 °C vorheizen. Die Kartoffeln schälen und in hauchdünne Scheiben schneiden.
2. Die Milch mit der Gemüsebrühe und 1 Prise Muskat in einen Topf geben und mit den Kartoffelscheiben aufkochen. Etwa 5 Minuten köcheln lassen.
3. Die Schalotte fein würfeln und den Knoblauch pressen. Die Zucchini in etwa 4 mm dicke Scheiben schneiden.
4. Schalotte und Knoblauch mit der Kartoffelmasse mischen. Mit Salz und Pfeffer würzen.
5. Eine Auflaufform mit Öl auspinseln und die Kartoffelmasse abwechselnd mit den Zucchini hineingeben. Mit der Kartoffelmasse abschließen.
6. Den geriebenen Käse darauf streuen und etwa 20 Minuten auf mittlerer Schiene backen.

Asiatisches Gemüse

Für 2 Personen
Zubereitungszeit: ca. 35 Minuten
350 kcal · 5,5 g Fett · 14%

150 g Reis
Salz
2 mittelgroße Möhren
1 kleiner Zucchino
200 g Chinakohl
100 g grüne Bohnen
1 Knoblauchzehe
ca. 1 cm frischer Ingwer
1 TL Sonnenblumenöl
100 g frische Sojabohnensprossen
150 ml Hühnerbrühe
1 EL Sojasauce
1 EL Maisstärke

1. Den Reis in Salzwasser etwa 20 Minuten kochen.
2. Die Möhren diagonal in 2 cm lange Stücke schneiden. Den Zucchino in Scheiben schneiden. Den Chinakohl in feine Streifen schneiden. Die Bohnen in 2 cm lange Stücke schneiden.
3. Die Knoblauchzehe pressen und den Ingwer fein hacken. Einen Wok mit dem Öl auspinseln und heiß werden lassen.
4. Knoblauch und Ingwer zuerst in den Wok geben und unter ständigem Rühren bei mittlerer Hitze etwa 1 Minute dünsten.
5. Nach und nach Möhren, Bohnen und Zucchinischeiben unter Rühren hinzugeben, etwa 4 Minuten braten.
6. Dann den Chinakohl und die Sojabohnensprossen hineinrühren, weitere 3 Minuten braten und das Gemüse aus der Pfanne nehmen.
7. Den Reis abgießen und abtropfen lassen. Die heiße Hühnerbrühe und die Sojasauce in den Wok gießen und aufkochen lassen. Die Maisstärke mit etwas Wasser glattrühren und in den Wok geben. Nochmals aufkochen.
8. Das Gemüse zurück in den Wok geben und mit der Sauce verrühren. Zusammen mit dem Reis servieren.

(auf dem Foto)

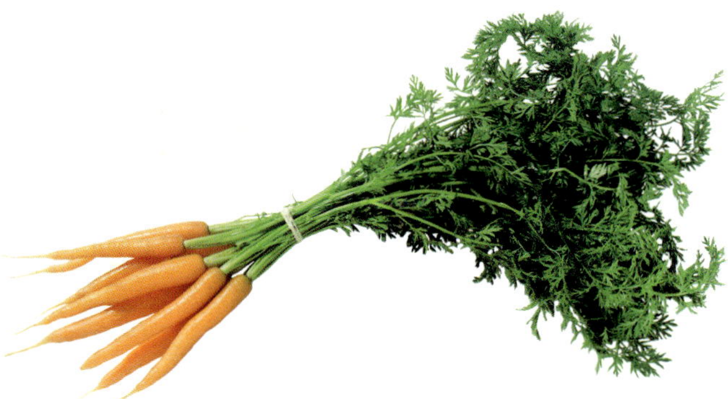

Steinpilzrisotto

Für 2 Personen
Zubereitungszeit: ca. 45 Minuten
Einweichzeit: 2-3 Stunden
520 kcal · 10 g Fett · 17%

30 g getrocknete Mischpilze
1 große Zwiebel
1 EL Olivenöl
200 g Rundkornreis
100 ml Weißwein
½ l Gemüsebrühe
30 g frisch geriebener Parmesan

1. Die Mischpilze gründlich waschen und 2 bis 3 Stunden in Wasser einweichen lassen.
2. Die Zwiebel fein hacken. Das Öl in einem Topf erhitzen und die Zwiebelwürfel darin andünsten. Dann den Reis dazugeben und glasig werden lassen.
3. Mit dem Weißwein ablöschen und etwa 100 ml Brühe angießen. Aufkochen lassen.
4. Die Mischpilze kleinschneiden und zum Reis geben. Das Einweichwasser ebenfalls dazugeben.
5. Das Risotto bei milder Hitze etwa 30 Minuten köcheln lassen. Immer wieder umrühren und Brühe angießen, solange der Reis Flüssigkeit aufnimmt. Das Risotto auf 2 Tellern mit geriebenem Parmesan servieren.

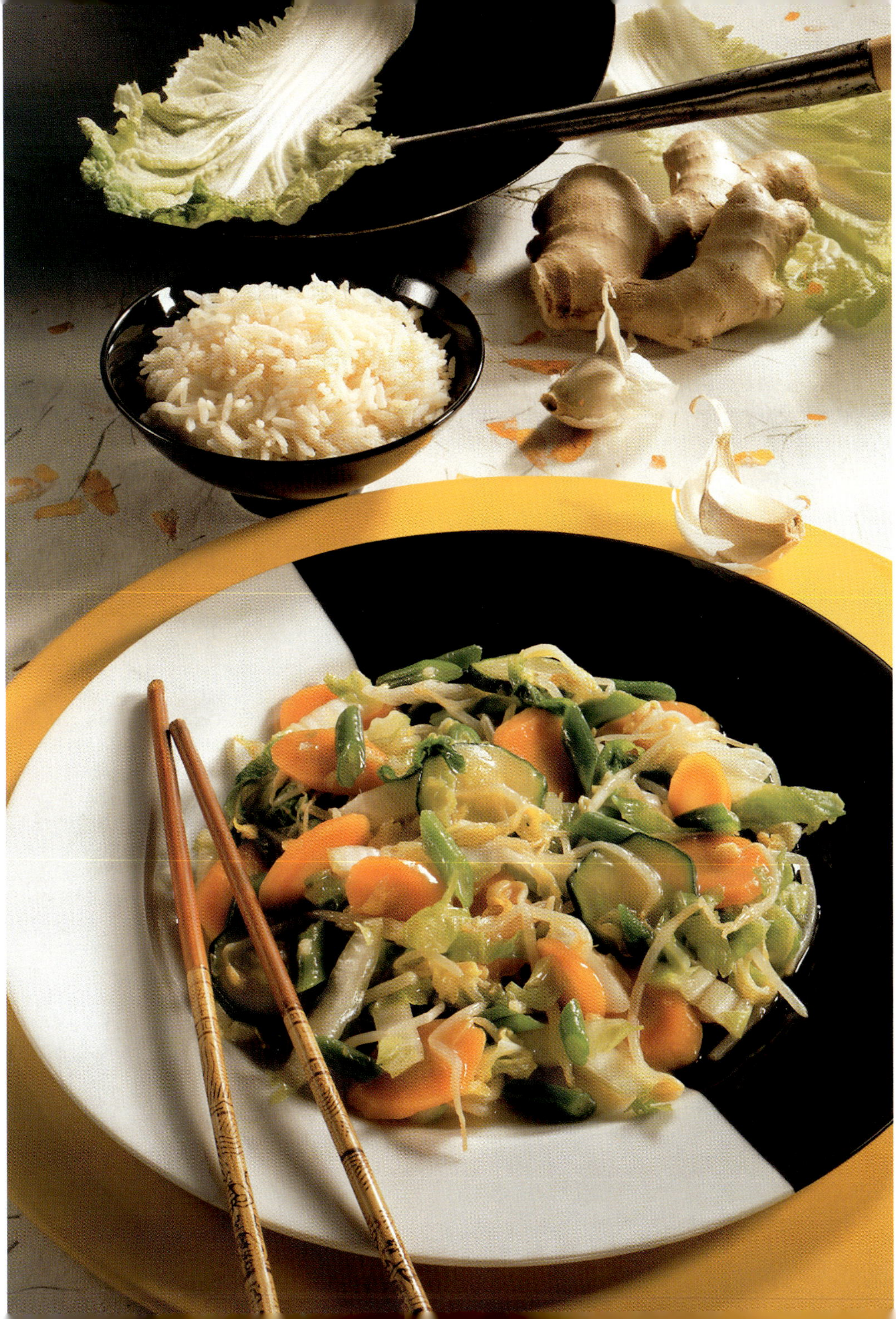

Gnocchiauflauf

Für 2 Personen
Zubereitungszeit: ca. 30 Minuten
500 kcal · 9 g Fett · 16%

400 g Gnocchi
Salz
200 ml Milch (1,5 % F.)
100 g Schmelzkäse (20% F. i. Tr.)
1 TL gekörnte Fleischbrühe
1 Prise Muskat
1 EL Speisestärke
150 g Tomato al Gusto mit Champignons (Tetrapack)
100 g gekochter Schinken (ohne Fettrand)

1. Die Gnocchi nach Packungsanleitung zubereiten. Abgießen und abtropfen lassen. Den Backofen auf 200 °C vorheizen.
2. Die Milch in einem Topf erwärmen, den Schmelzkäse stückchenweise dazugeben und unter Rühren auflösen. Mit der gekörnten Brühe und Muskat würzen. Speisestärke in etwas Wasser auflösen, dann in die Käsesauce einrühren und einmal aufkochen lassen. Die Tomatensauce hinzufügen und alles gut durchrühren.
3. Den gekochten Schinken in Streifen schneiden, mit den Gnocchi vermischen und beides zusammen in eine feuerfeste Form (etwa 25 cm lang) geben.
4. Die Sauce über die Gnocchi gießen und etwa 15 Minuten im Ofen goldbraun überbacken.

Gefüllte Kohlrabi

Für 2 Personen
Zubereitungszeit: ca. 50 Minuten
450 kcal · 12 g Fett · 24%

2 mittelgroße Kohlrabis
Salz
1 Zwiebel
½ Bund Petersilie
1 EL Öl
370 g Tomatenstücke (Tetrapack)
2 EL Semmelbrösel
schwarzer Pfeffer
300 g Kartoffeln
1 TL Mehl
250 ml Gemüsebrühe
100 g saure Sahne (10% F.)
1 Bund Schnittlauch

1. Die Kohlrabis schälen und in kochendem Salzwasser etwa 10 Minuten garen. Die Zwiebel und die Petersilieblättchen fein hacken.
2. Die Kohlrabi aus dem Salzwasser nehmen. Von jeder Knolle einen Deckel abschneiden und innen mit einem scharfkantigen Löffel aushöhlen. Die Deckel und das augehöhlte Fruchtfleisch kleinschneiden. Den Backofen auf 200 °C vorheizen.
3. Das Öl in einem Topf erhitzen und die Zwiebelwürfel darin glasig dünsten. Petersilie und Tomatenstücke dazugeben und kurz andünsten.
4. Die Semmelbrösel und das kleingeschnittene Kohlrabifleisch dazugeben. Mit Salz und Pfeffer abschmecken.
5. Zwei Drittel der Füllung in die Kohlrabi geben. Die Kohlrabi in eine feuerfeste Form setzen und im Backofen etwa 20 Minuten auf mittlerer Schiene garen.
6. Die Kartoffeln schälen und in Salzwasser etwa 20 Minuten garen.
7. Die restliche Füllung mit dem Mehl und der Gemüsebrühe aufkochen. Mit Salz und Pfeffer würzen und mit dem Pürierstab pürieren. Die saure Sahne unterrühren. Warm stellen.
8. Den Schnittlauch kleinschneiden und über die Sauce streuen. Die Kartoffeln abgießen, die Kohlrabis aus dem Ofen nehmen beides zusammen mit der Sauce servieren.

(auf dem Foto)

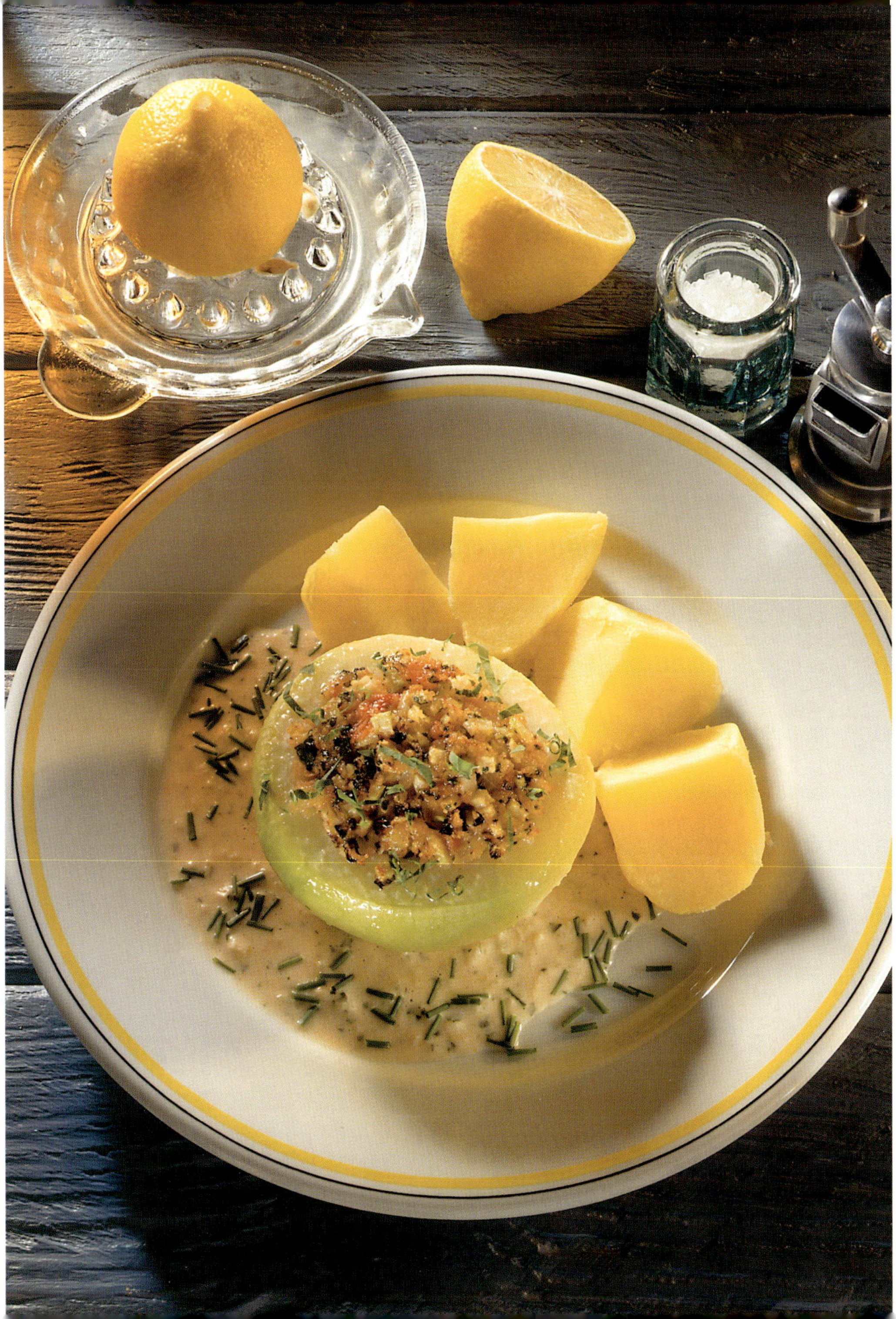

Griechische Pizza

Für 2 Personen
Zubereitungszeit: ca. 60 Minuten
790 kcal · 18,5 g Fett · 21%

1 Paket Backmischung Fladenbrot
500 g Tomatenstücke (Tetrapack)
1 große Zwiebel
2 Knoblauchzehen
1 TL Öl
300 g TK-Spinat
Salz
schwarzer Pfeffer
1 Prise Muskat
2 EL Mehl
150 g Schafskäse (40% F.i.Tr.)

1. Die Backmischung nach Anleitung zu einem weichen Teig verkneten. Anschließend etwa 15 Minuten ruhen lassen.
2. Die Zwiebel in feine Würfel schneiden. Die Knoblauchzehen pressen. Eine beschichtete Pfanne mit dem Öl auspinseln, Zwiebeln und Knoblauch darin andünsten, den Spinat dazugeben. Alles unter Rühren dünsten. Mit Salz, Pfeffer und Muskat würzen und beiseite stellen.
3. Ein Backblech mit Backtrennpapier auslegen und mit Mehl bestreuen. Den Teig auf das Blech geben, oval formen und nochmals etwa 15 Minuten gehen lassen.
4. Mit bemehlten Händen dem Teig flachdrücken und dabei oval auseinanderziehen. Nochmals etwa 10 Minuten gehen lassen.
5. Den Backofen auf 200 °C vorheizen. Den Schafskäse in kleine Würfel schneiden.
6. Die Tomatenstücke auf dem Teig verteilen, pfeffern und salzen. Den Spinat darauf geben und mit den Käsewürfeln bestreuen.
7. Auf mittlerer Schiene etwa 12 Minuten backen. Die Pizza in Stücke schneiden und sofort servieren.

Tortilla

Für 2 Personen
Zubereitungszeit: ca. 45 Minuten
380 kcal · 13 g Fett · 30%

500 g Kartoffeln
100 g Blumenkohl
100 g Brokkoli
50 g grüne Bohnen
Salz
2 Tomaten
3 Eier
50 ml Milch (1,5% F.)
schwarzer Pfeffer
2 – 3 Spritzer Tabasco
1 TL Öl

1. Die Kartoffeln schälen und in hauchdünne Scheiben schneiden. Den Blumenkohl und den Brokkoli putzen und in kleine Röschen teilen. Die Bohnen in 2 cm lange Stücke schneiden.
2. Blumenkohl, Brokkoli und Bohnen etwa 8 Minuten in reichlich Salzwasser kochen.
3. Das Gemüse abgießen, abschrecken und gut abtropfen lassen.
4. Die Tomaten vierteln, von den Stielansätzen befreien und in dünne Spalten schneiden. Die Eier mit Milch, Salz, Pfeffer und Tabasco verquirlen.
5. Eine beschichtete Pfanne mit dem Öl auspinseln und die Kartoffeln mit dem Gemüse darin gleichmäßig verteilen.
6. Die verquirlten Eier darübergießen und zugedeckt bei schwacher Hitze etwa 15 Minuten stocken lassen.
7. Die Pfanne gelegentlich rütteln, damit die Tortilla nicht festklebt. Die Tortilla in 2 Hälften teilen und servieren.
(auf dem Foto)

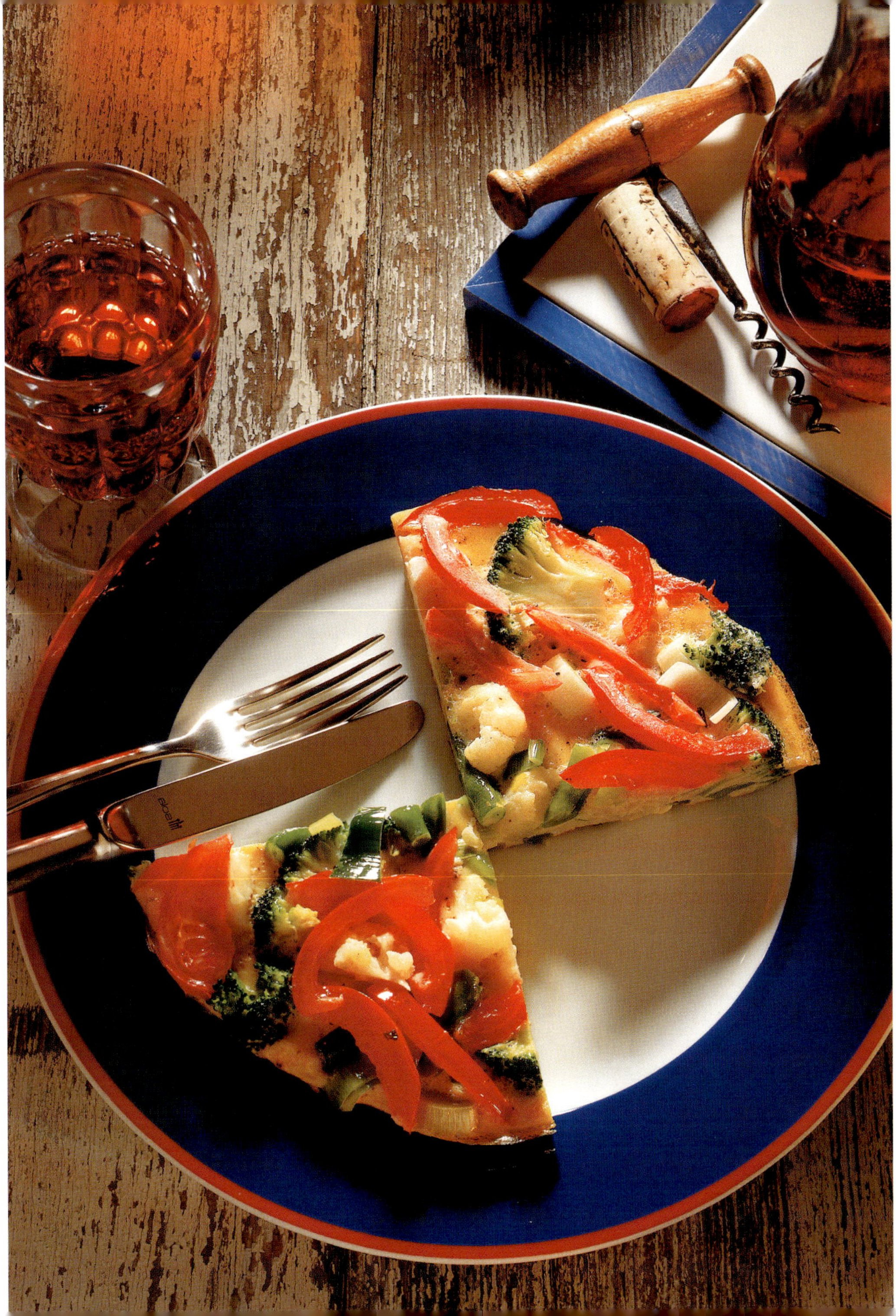

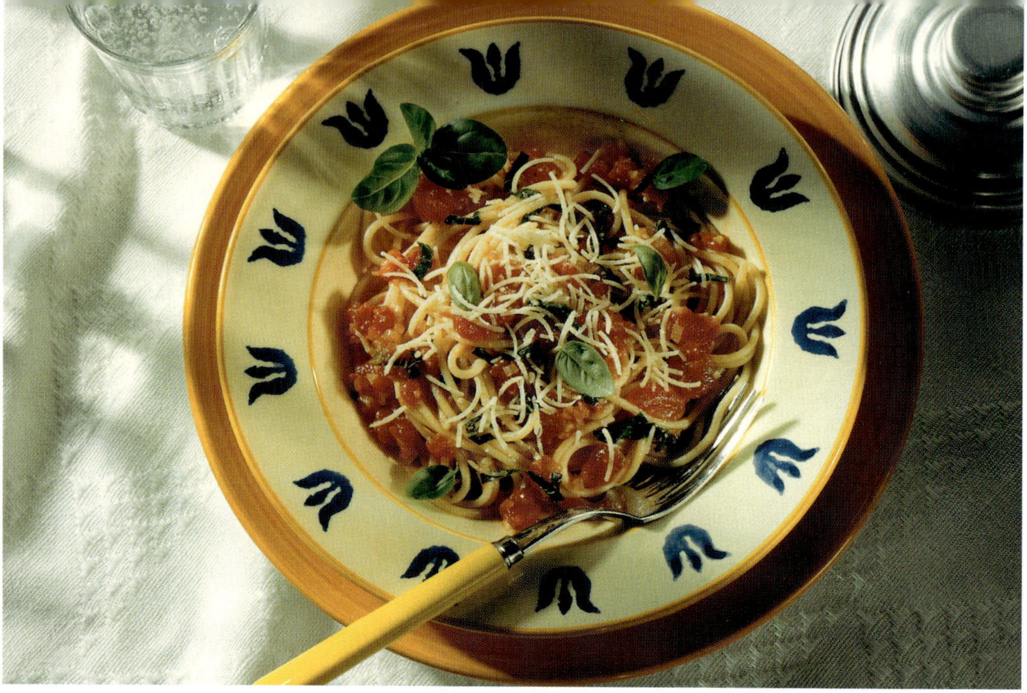

Spaghetti mit Tomatensauce

Spaghetti mit Tomatensauce

Für 2 Personen
Zubereitungszeit: ca. 20 Minuten
635 kcal · 9,5g Fett · 13%

250 g Spaghetti
Salz
1 Zwiebel
1 TL Olivenöl
340 g stückige Tomaten (Tetrapack)
4 – 5 Spritzer Tabasco
3 Zweige Basilikum
3 EL Kondensmilch (4% F.)
30 g frisch geriebener Parmesan

1. Die Spaghetti in reichlich Salzwasser bißfest kochen. Die Zwiebel fein würfeln und in dem Olivenöl andünsten.
2. Die stückigen Tomaten dazugeben mit Salz, Pfeffer und Tabasco würzen und etwa 5 Minuten köcheln.
3. Das Basilikum von den Zweigen zupfen, die Blätter klein hacken. Die Sauce mit der Kondensmilch verfeinern, eventuell nochmals würzen.
4. Das Basilikum zu der Sauce geben. Die Nudeln abgießen, kurz abschrecken und mit der Sauce servieren. Den Parmesankäse darüberstreuen.

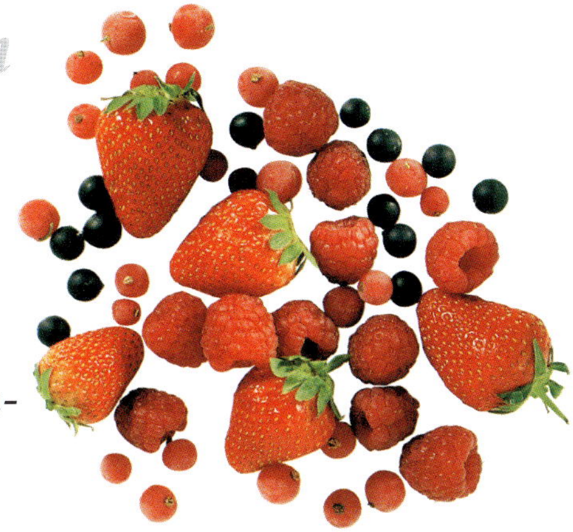

Apfelkompott mit Rosinen

Für 2 Personen
Zubereitungszeit: ca. 1 Stunde
135 kcal · 1 g Fett · 6%

4 säuerliche Äpfel
3 EL Rosinen
50 ml Apfelsaft
1 EL Apfelgelee
1 Zimtstange
flüssiger Süßstoff

1. Die Äpfel schälen, entkernen und in Spalten schneiden. Die Rosinen waschen und abtropfen lassen.
2. Den Apfelsaft in einem kleinen Topf erwärmen. Die Apfelspalten, die Rosinen, das Apfelgelee und die Zimtstange dazugeben und etwa 10 Minuten bei milder Hitze dünsten.
3. Das Apfelkompott nach Belieben mit flüssigem Süßstoff süßen, die Zimtstange herausnehmen und abkühlen lassen.

TIP
Dazu paßt Vanillesauce aus fettarmer Milch.

Waldbeerenquark

Für 2 Personen
Zubereitungszeit: ca. 25 Minuten
240 kcal · 3,5 g Fett · 13 %

Saft von 1 Orange
3 EL Honig
250 g frische Beeren (z.B. Heidel-, Brom-, Erd- und Himbeeren)
1 EL Sonnenblumenkerne
1 EL Kürbiskerne
250 g Magerquark (0,2 % F.)
1 Päckchen Vanillinzucker
1 TL Zitronenschale
1 EL Apfelkraut
2 EL Zitronensaft
1 Eiweiß
1 Prise Salz

1. Den Orangensaft mit dem Honig leicht erwärmen. Solange rühren, bis sich der Honig aufgelöst hat.
2. Die verlesenen Beeren in eine Schüssel geben. Einige schöne Beeren als Dekoration beiseite legen. Den mit Honig gesüßten Orangensaft über die Beeren geben und alles etwa 15 Minuten ziehen lassen.
3. Die Sonnenblumen- und die Kürbiskerne kurz in einer beschichteten Pfanne ohne Fett rösten. Auf einen Teller geben und auskühlen lassen.
4. Den Quark mit dem Vanillinzucker, der Zitronenschale und dem Apfelkraut glattrühren, mit Zitronensaft abschmecken. Das Eiweiß mit dem Salz steifschlagen und unter die Quarkmasse heben.
5. Die Beeren mit der Quarkmasse vermischen. Die gerösteten Kerne über den Waldbeerenquark geben und mit den beiseite gestellten Beeren dekorieren.

Reisauflauf mit Äpfeln

Für 2 Personen
Zubereitungszeit: ca. 50 Minuten
370 kcal · 9 g Fett · 22 %

¼ l Milch (1,5 % F.)
75 g Milchreis
1 Msp. Vanillearoma
1 TL Zitronenschale
1 EL Butter
3 EL Rosinen
2 säuerliche Äpfel
Saft von 1 Zitrone
2 EL Honig
1 Eigelb
1 Eiweiß
1 Prise Salz

1. Die Milch mit dem Milchreis, dem Vanillearoma, der Zitronenschale sowie der Butter in einen Topf geben.
2. Bei mäßiger Hitze etwa 15 Minuten köcheln lassen. Von der Platte nehmen und weitere 10 Minuten ausquellen lassen.
3. Inzwischen die Rosinen in Wasser einweichen. Die Äpfel schälen, entkernen, in dünne Spalten schneiden und mit Zitronensaft beträufeln.
4. Den Backofen auf 180 °C vorheizen. Mit Honig süßen und das Eigelb vorsichtig unter den Reis rühren.
5. Auflaufform (20 cm Ø) mit Öl auspinseln. Die Apfelspalten auf dem Boden verteilen und mit den eingeweichten, abgetropften Rosinen bestreuen.
6. Das Eiweiß mit Salz steifschlagen und vorsichtig unter die Reismasse heben. Das Ganze auf die Äpfel geben und 10 bis 15 Minuten auf mittlerer Schiene backen.

Obstgelee mit Fruchtsauce

Für 2 Personen
Zubereitungszeit: ca. 1½ Stunden
160 kcal · 0,5 g Fett · 3%

⅛ l Apfelsaft
3 Blatt weiße Gelatine
250 g Früchte nach Saison
1 EL Zucker
100 g Himbeeren
20 g Puderzucker
Minze zum Garnieren

1. Den Apfelsaft in einen kleinen Topf geben und die Gelatine darin einweichen.
2. Die Früchte in Stücke je nach Sorte in Würfel oder Scheiben schneiden.
3. Den Apfelsaft vorsichtig erwärmen, bis die Gelatine sich aufgelöst hat. Den Topf von der Platte nehmen und die Fruchtstücke und den Zucker unterrühren.
4. Die Fruchtmischung in 2 Schalen füllen und im Kühlschrank etwa 1 Stunde fest werden lassen.
5. Für die Sauce die Himbeeren pürieren und mit dem Puderzucker verrühren.
6. Vor dem Servieren die Schalen kurz in heißes Wasser tauchen und auf Teller stürzen. Mit Himbeersauce und Minze garnieren.

TIP
Anstelle des Puderzuckers können Sie auch die Himbeersauce mit flüssigem Süßstoff süßen.

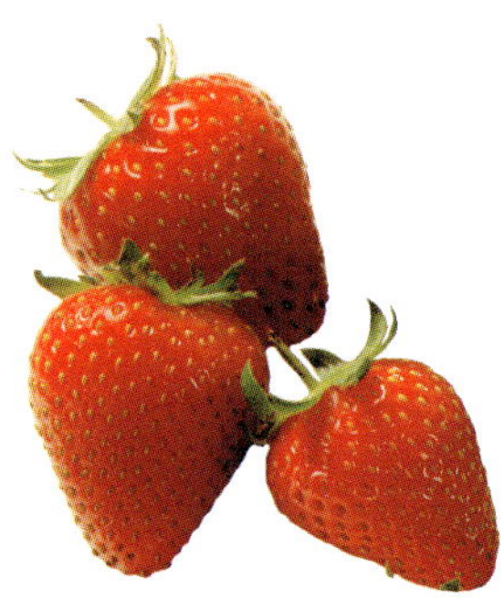

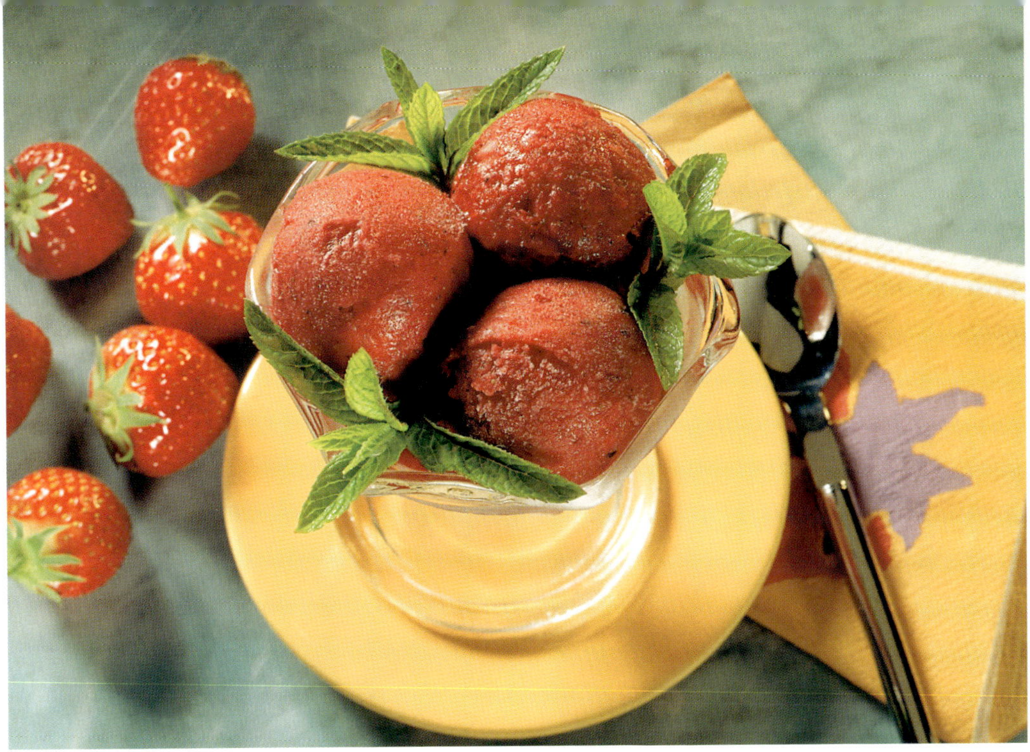

Erdbeersorbet

Erdbeersorbet

Für 2 Personen
Zubereitungszeit: ca. 2½ Stunden
200 kcal · 0,5 g Fett · 1%

250 g Erdbeeren
Saft von 1 Zitrone
75 g Zucker
1 Päckchen Vanillinzucker
Minze zum Garnieren

1. Die Erdbeeren in kleine Stücke schneiden, mit Zitronensaft beträufeln und etwa 10 Minuten ziehen lassen.
2. Etwa 100 ml Wasser zusammen mit dem Zucker und dem Vanillinzucker in einen Topf geben und zu einem Sirup einkochen lassen.
3. Die Erdbeeren im Mixer pürieren und den abgekühlten Sirup unterschlagen. Die Masse in eine Schüssel geben und 1½ Stunden frosten.
4. Die gefrostete Masse noch einmal kräftig mit dem Schneebesen durchschlagen und erneut durchfrosten.
5. Vor dem Anrichten das Sorbet nochmals zerkleinern. Mit Minze garnieren.

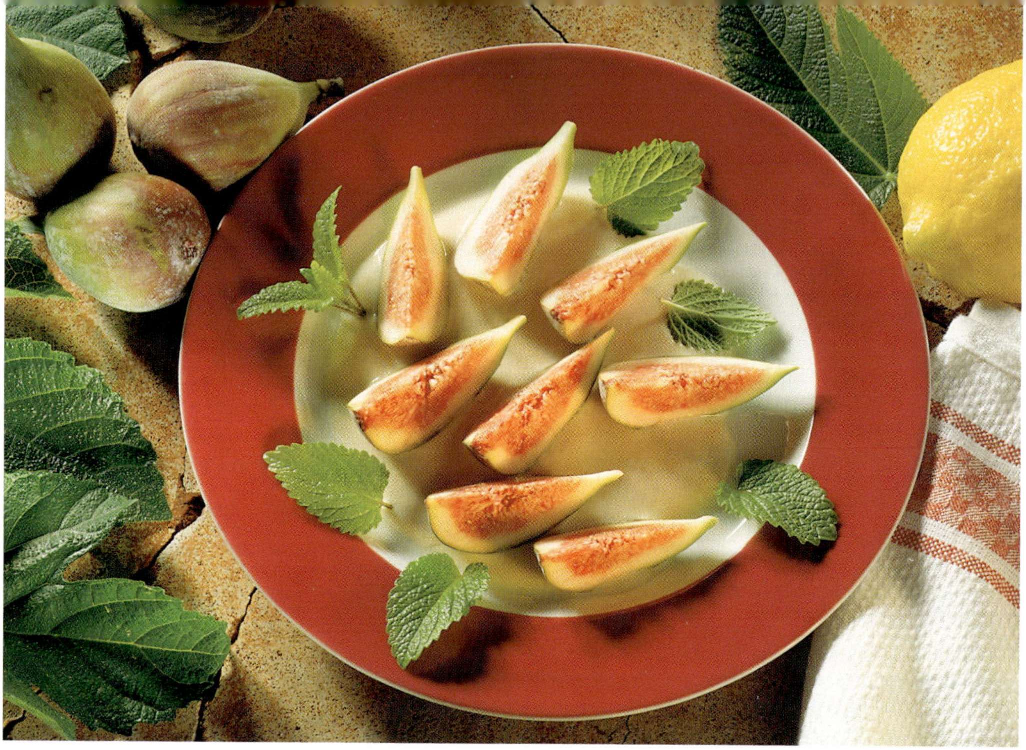

Feigen auf Zitronenjoghurt

Feigen auf Zitronenjoghurt

Für 2 Personen
Zubereitungszeit: ca. 20 Minuten
200 kcal · 2 g Fett · 9%

250 g Joghurt (1,5% F.)
1 Päckchen Vanillinzucker
2 EL Apfeldicksaft
1 TL Zitronenschale
3 TL Zitronensaft
3 frische Feigen
Zitronenmelisse zum Garnieren

1. Den Joghurt mit Vanillinzucker, Apfeldicksaft, Zitronenschale und -saft verquirlen.
2. Die Feigen jeweils der Länge nach halbieren und jede Hälfte in 3 oder 4 Spalten schneiden.
3. Den Zitronenjoghurt durchrühren und auf kleine Teller verteilen. Die Feigenspalten darauf arrangieren. Das Dessert mit der gewaschenen Zitronenmelisse garnieren.

Beerentiramisu

Für 2 Personen
Zubereitungszeit: ca. 1½ Stunden
350 kcal · 6,5 g Fett · 8,5%

300 g gemischte Beeren (z.B. Heidel-, Johannis-, Him- und Brombeeren)
1 EL Zucker
100 g Löffelbiskuits
2 EL Cassis
300 g Joghurt (0,1% F.)
1 Päckchen Vanillesauce (Instant)
flüssiger Süßstoff
1 TL Kakaopulver

1. Die Beeren in eine Schüssel geben, zuckern und etwa 10 Minuten ziehen lassen.
2. Die Löffelbiskuits in eine Form (25 cm lang) legen und mit dem Likör beträufeln.
3. Den Joghurt mit dem Vanillesaucenpulver glattrühren. Nach Belieben mit flüssigem Süßstoff abschmecken.
4. Die Beeren mit dem Beerensaft auf den Löffelbiskuits verteilen. Die Joghurtmasse über die Beeren schichten. Das Beerentiramisu für etwa 1 Stunde in den Kühlschrank stellen.
5. Kurz vor dem Servieren das Dessert mit dem Kakaopulver bestäuben.

Exotischer Obstsalat

Für 2 Personen
Zubereitungszeit: 20 Minuten
250 kcal · 1 g Fett · 4%

½ Honigmelone
2 Nektarinen
2 frische Feigen
½ Mango
1 Sternfrucht
Saft von 1 Zitrone
1 TL Honig
2 EL Amaretto

1. Aus der Honigmelone die Kerne entfernen und Kugeln ausstechen. Die Nektarinen aufschneiden, die Kerne entfernen und das Fruchtfleisch in mundgerechte Stücke schneiden.
2. Die Feigen und die Mango schälen und ebenfalls in mundgerechte Stücke schneiden. Die Sternfrucht in dünne Scheiben aufschneiden.
3. Alle Fruchtstücke zusammen in eine Schüssel geben. Den Zitronensaft mit Honig und Amaretto verrühren.
4. Die Marinade über das Obst geben, alles gut vermischen und etwa 30 Minuten ziehen lassen. Auf 2 Tellern anrichten.

Bunte Fruchtspieße

Für 2 Personen
Zubereitungszeit: ca.15 Minuten
185 kcal · 1,9 Fett · 9%

1 Banane
1 Kiwi
1 Birne
1 Apfel
8 Weintrauben
3 EL Zitronensaft
1 TL geriebene Zitronenschale
2 EL Zucker

1. Banane und Kiwi in Scheiben schneiden. Apfel und Birne in Spalten schneiden.
2. Die Fruchtstücke und die Weintrauben bunt gemischt auf 4 Holzspieße stecken und auf 2 Teller legen.
3. Zitronensaft und -schale in einen kleinen Topf geben und zusammen mit dem Zucker erhitzen. Gut rühren, bis der Zucker karamelisiert ist. Den flüssigen Karamel über die Spieße träufeln, und sofort servieren.

TIP
Sie können auch andere Obstsorten wählen wie Erdbeeren, Pfirsich, Melone und Mango.

Aprikosenkuchen

Für 12 Stücke
Zubereitungszeit: ca. 50 Minuten
Pro Stück 125 kcal · 2 g Fett · 14,5%

850 g Aprikosen (Dose)
3 Eier
1 Prise Salz
6 EL lauwarmes Wasser
100 g Zucker
1 TL abgeriebene Zitronenschale
150 g Mehl
½ TL Backpulver
1 EL Puderzucker

1. Die Aprikosen in einem Sieb abtropfen lassen. Eine Springform (26 cm ø) mit Backpapier auslegen. Den Backofen auf 180 °C vorheizen.
2. Die Eier trennen. Die Eiweiße mit dem Salz steifschlagen. Nach und nach den Zucker und die Eigelbe und das lauwarme Wasser einrühren, bis eine feste, cremige Masse entstanden ist.
3. Die Zitronenschale mit dem Mehl und Backpulver mischen und auf die Masse sieben. Vorsichtig mit dem Schneebesen unterheben.
4. Den Teig in die Springform geben und glattstreichen. Die abgetropften Aprikosenhälften darauf verteilen. Den Kuchen auf der mittleren Schiene etwa 25 Minuten backen.
5. Den fertigen Kuchen aus der Springform nehmen, etwas abkühlen lassen und mit Puderzucker bestäuben.
(auf dem Foto)

Schneeeier

Für 2 Personen
Zubereitungszeit: ca. 35 Minuten
280 kcal · 7,5 g Fett · 25%

¼ l Milch
1 TL Speisestärke
1 Vanilleschote
3 Eier
1 Prise Salz
80 g Zucker
Eiswasser

1. Von der Milch 1 Eßlöffel abnehmen und mit der Stärke verrühren. Die restliche Milch mit der halbierten, ausgeschabten Vanilleschote und dem Mark aufkochen.
2. Die angerührte Stärke in die kochende Milch geben und unter Rühren aufkochen lassen. Dann etwas abkühlen lassen und die Vanilleschote herausnehmen.
3. Die Eier trennen. Die Eigelbe mit 20 g Zucker und Salz cremig schlagen. Die Milch dazugießen und alles im Wasserbad zur dicken Sauce aufschlagen.
4. Die Eiweiße mit Salz und 30 g Zucker zu einer Baisermasse schlagen. Mit einem in Eiswasser getauchten Eßlöffel aus der Eiweißmasse Klößchen abstechen und in siedendem Wasser auf jeder Seite 20 Sekunden ziehen lassen. Dann die Schneeeier auf einem mit einem Tuch abgedeckten Gitter abkühlen.
5. Den restlichen Zucker mit 1 Eßlöffel Wasser in einer Pfanne karamelisieren.
6. Die aufgeschlagene Sauce auf Tellern verteilen, die Schneeeier darauf setzen und mit dem Karamelsirup überziehen.

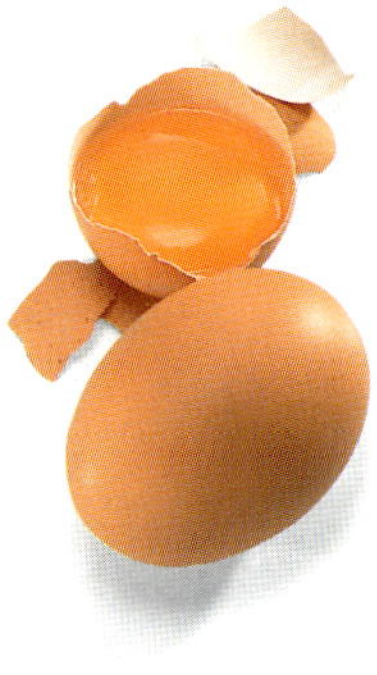

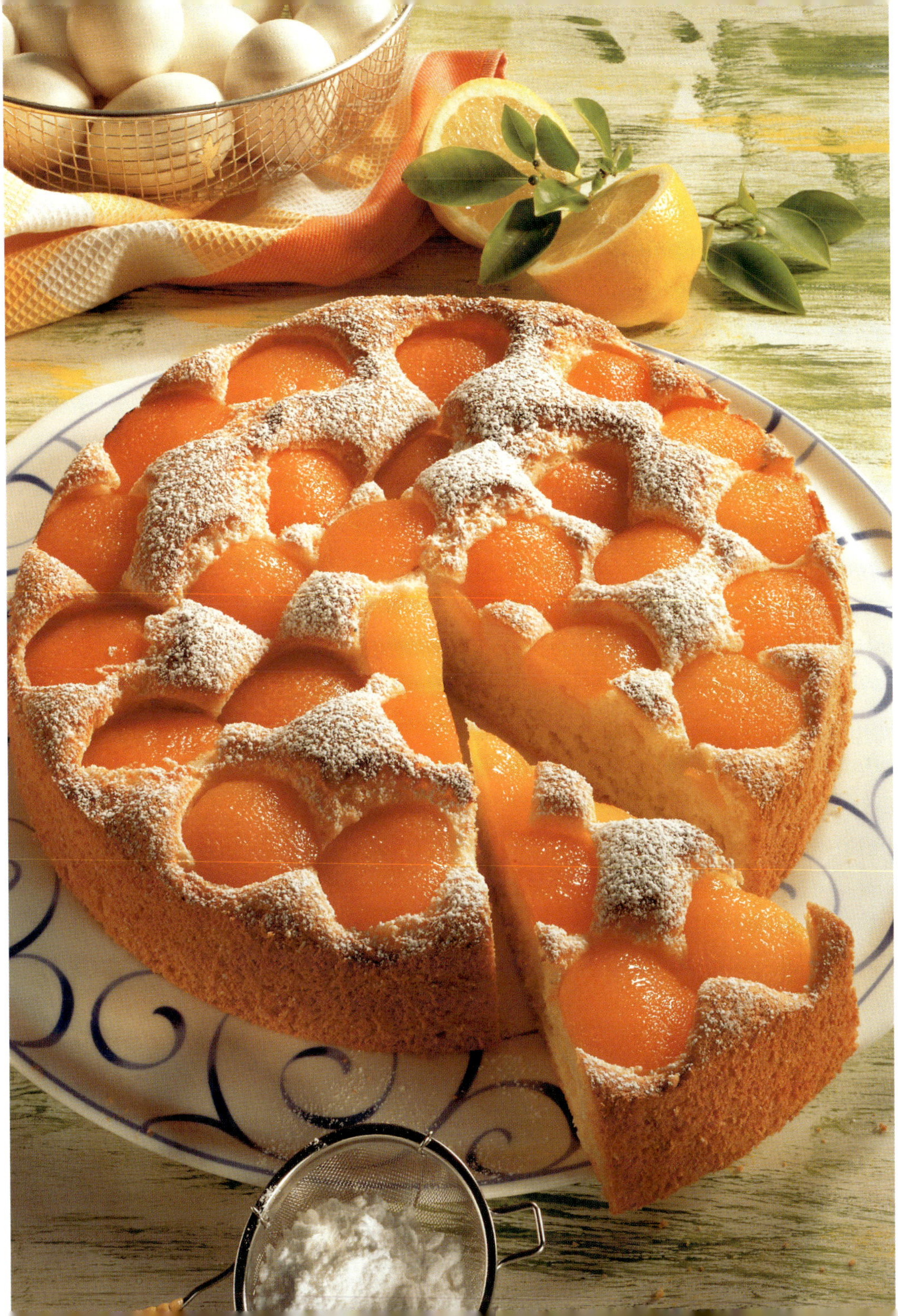

Möhrenkuchen

Ergibt 12 Stücke
Zubereitungszeit: ca. 75 Minuten
Pro Stück 190 kcal · 6 g Fett · 28%

4 Möhren
Saft von 1 Zitrone
4 Eier
250 g Zucker
3 EL warmes Wasser
1 Msp. Zimt
1 Prise Nelkenpulver
1 TL abgeriebene Zitronenschale
125 g gemahlene Mandeln
100 g Mehl
1 TL Backpulver
1 Prise Salz
1 EL Puderzucker

1. Die Möhren fein raspeln und mit dem Zitronensaft vermischen. Den Backofen auf 180 °C vorheizen.
2. Die Eier trennen. Die Eigelbe mit Zucker und Wasser cremig rühren. Zimt, Nelkenpulver, abgeriebene Zitronenschale dazugeben.
3. Möhren, gemahlene Mandeln und das mit Backpulver gemischte Mehl unterrühren.

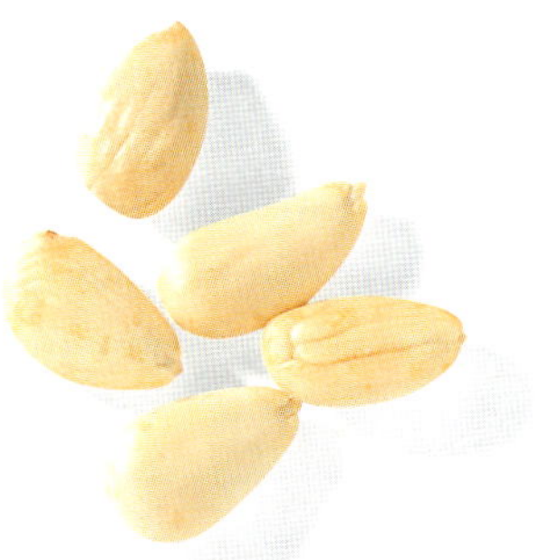

4. Das Eiweiß mit Salz steifschlagen. Den Eischnee unter die Teigmasse heben.
5. Den Teig in eine mit Backtrennpapier ausgelegte Springform (26 cm Ø) füllen und glattstreichen. Den Möhrenkuchen etwa 45 Minuten auf mittlerer Schiene backen.
6. Den Möhrenkuchen auf ein Kuchengitter stürzen und auskühlen lassen. Zum Schluß den Kuchen mit Puderzucker bestreuen.
(auf dem Foto)

Muffins mit Marmelade

Für 12 Stück
Zubereitungszeit: ca. 35 Minuten
190 kcal · 5 g Fett · 24%

280 g Mehl
1 EL Grieß
50 g Zucker
1 EL Backpulver
½ TL Natron
½ TL Salz
60 g Butter
1 Ei
280 g Joghurt (1,5 % F.)
60 ml Milch (1,5 % F.)
1 P. Vanillezucker
140 g Himbeermarmelade
2 EL Puderzucker

1. Den Ofen auf 200 °C vorheizen. Die 12 Vertiefungen eines Muffinsblechs mit Papierförmchen auslegen.
2. Mehl und Grieß in eine Schüssel geben. Zucker, Backpulver, Natron und Salz dazugeben und alles gründlich miteinander verrühren.
3. Die Butter zerlassen und in eine große Schüssel geben. Das Ei hineinschlagen und gründlich unterrühren. Joghurt und Milch hinzufügen und das Ganze gründlich verrühren.
4. Die Mehlmischung nach und nach dazugeben und das Ganze so lange verrühren, bis das Mehl ganz untergearbeitet und ein glatter Teig entstanden ist.
5. Die Hälfte des Teigs gleichmäßig in die Muffinsformen verteilen, so daß diese halb gefüllt sind. Jeweils 1 Teelöffel Marmelade auf die Mitte der Teigfüllung geben und dann das Ganze mit dem restlichen Teig bedecken.
6. Die gefüllten Muffins auf der mittleren Schiene in 15 bis 20 Minuten backen, bis sie leicht bräunlich gefärbt sind. Sie dann aus den Formen entfernen und auf einem Gitterrost abkühlen lassen. Zum Schluß auf die abgekühlten Muffins Puderzucker sieben.

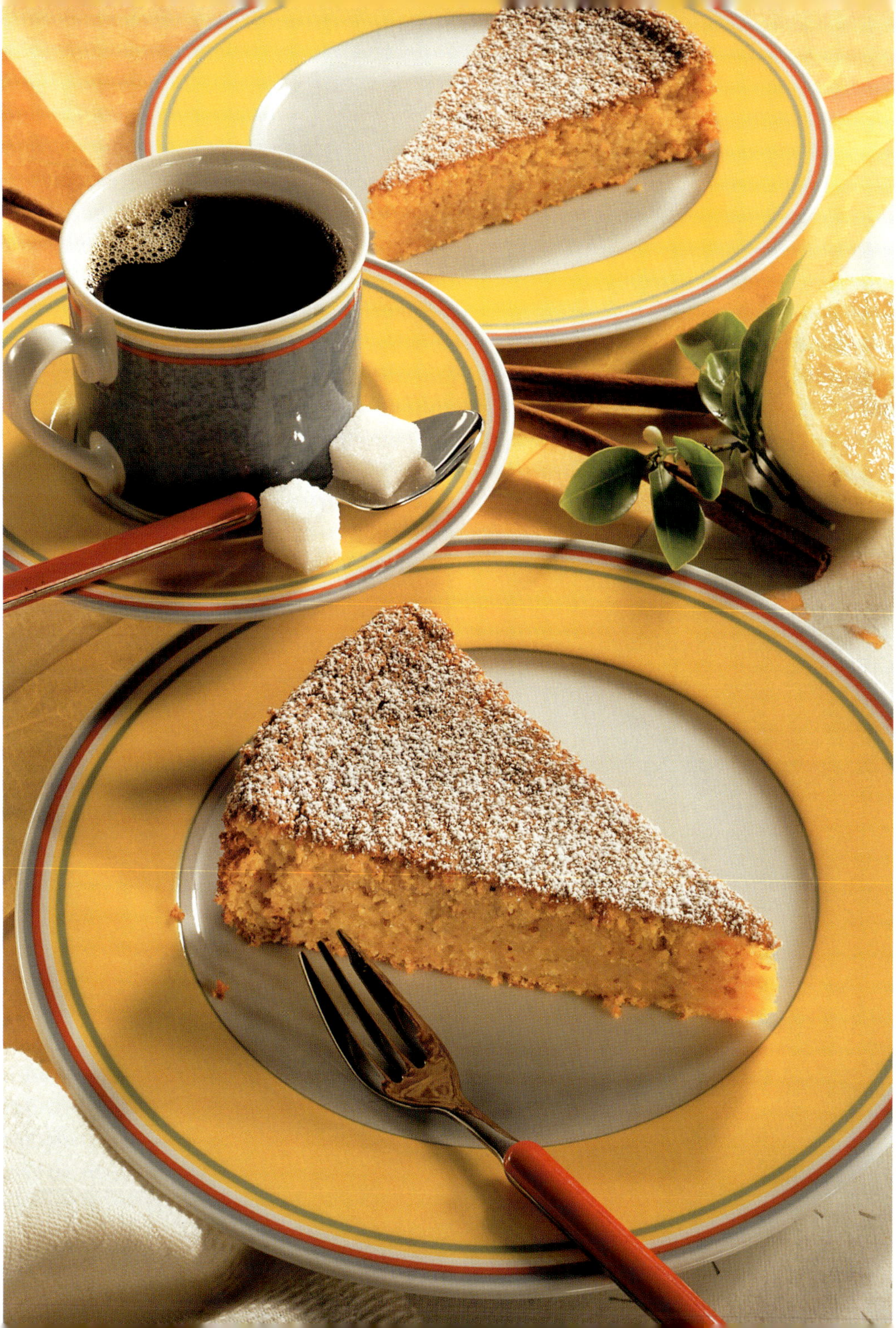

LOW FETT 30-Tabelle

Lebensmittel, Menge (eßbarer Anteil)	Energie in kcal	Fett in g	Fett-kalorien in %
Brot und Brötchen (1 Scheibe oder 1 Stück)			
Baguette, 50 g	136	1	7
Mehrkornbrötchen, 60 g	140	4	26
Roggenbrötchen, 60 g	147	0,7	4
Weißmehlbrötchen, 50 g	136	1	7
Vollkornbrötchen, 50 g	114	0,8	6
Fladenbrot, 1 Stück, 60 g	125	0,9	4
Grahambrot, 50 g	85	0,5	5
Graubrot mit Sonnenblumenkernen, 50 g	118	2	15
Knäckebrot, Haferkorn, 13 g	42	+	+
Knäckebrot, Knusperleicht, 6 g	23	+	+
Leicht & Cross Knusperbrot Weizen, 6 g	22	0,2	8
Knäckebrot Sesam, 13 g	51	1	17
Knäckebrot Vollkorn, 8 g	25	+	+
Pumpernickel, 40 g	82	0,3	3
Roggenbrot, 50 g	114	0,5	6
Roggenmischbrot, 50 g	111	0,5	4
Roggenvollkornbrot, 50 g	103	0,6	5
Weißbrot mit Rosinen, 50 g	122	1	7
Toastbrot, 50 g	130	2	14
Buttermilchbrötchen, 42 g	111	3	24
Landhausstange, 200 g	450	2	4
Brandt Runde Bertha, Weizen-Knäckebrot, 100 g	380	6	14
Brandt Runde Bertha, Sesam-Knäckebrot, 100 g	395	9	21
Brandt Runde Bertha, Roggen-Knäckebrot, 100 g	320	2	6
Brandt Brödli, 100 g	392	7,5	17

Lebensmittel, Menge (eßbarer Anteil)	Energie in kcal	Fett in g	Fett-kalorien in %
Brandt Zwieback, 100 g	394	6	14
Brandt Vollkorn-Zwieback, 100 g	359	6	15
Brandt Frühstücks-Zwieback, 100 g	373	5	12
Burger Rosinenzwieback, 100 g	380	5,3	13
Kekse und Gebäck (1 Packung oder 1 Stück)			
Kokoszwieback, 20 g	84	2,4	26
Brandt Teatime Zwieback, 20g	78	0,8	9
Knusperreis Scheiben, 100 g	376	3	7
Griesson Russisches Brot, 100 g	389	1	2
Bahlsen Jupiter Kekse Vollmilch, 100 g	390	10	23
Löffelbiskuit, 100 g	400	0	0
Griesson Soft Cake Orange, 100 g	387	9	21
Backmischungen			
Goldpuder Pizzamischung Italienisch, 100 g	325	1	3
Dr. Oetker Hefeteig, 100 g	335	1	3
Müsli/Cerealien (1 Portion)			
Basis Müsli, 30 g	121	2	15
Bircher Müsli, 30 g	108	3	25
Kelloggs Cornflakes, 30 g	110	0,3	2
Kelloggs Nutri-Grain Schokomüsli	116	3,3	26
Kelloggs Smacks, 30 g	113	0,3	2
Haferflocken, 30 g	113	1,9	15
Früchte Müsli, 30 g	102	2	18
Dr. Oetker Vitalis Knusper Grains Apfel-Zimt, 30 g	120	3,7	28

Lebensmittel, Menge (eßbarer Anteil)	Energie in kcal	Fett in g	Fett-kalorien in %
Getreide und Getreideprodukte			
Buchweizen, 100 g	336	2	5
Chinesische Eiernudeln, 100 g	280	2	6
Chinesische Reisnudeln, 100 g	369	1	2
Glasnudeln, 100 g	160	+	+
Grünkern, 100 g	324	2,4	7
Hirse, 100 g	356	3,5	9
Goldpuder Unser Bestes Auslese – Mehl, 100 g	335	1	3
Goldpuder Unser Bestes Back – Mehl, 100 g	340	1	3
Nudeln mit Eianteil, 100 g	357	3	8
Mamma lucia weiße Nudeln, 100 % Hartweizen, 100 g	357	1,3	3
Mamma lucia Pasta Hartweizen, Vollkornware, 100 g	332	2,5	7
Naturreis, ungeschält, 100 g	127	0,7	5
Reis, parboiled, 100 g	123	0,3	2
Reis, poliert, 100 g	104	0,3	3
Fleisch			
Rindertatar, 100 g	113	3	24
Rinderfilet, 100 g	121	4	30
Roastbeef vom Rind, 100 g	130	4	28
Rinderroulade, 100 g	116	4	25
Kalbsbraten, 100 g	107	3	25
Kalbsfilet (Lende), 100 g	111	3	24
Kalbsschnitzel (Keule), 100 g	102	2	18
Schweinefilet, 100 g	107	2	17
Schweineschnitzel, 100 g	107	2	17
Hühnchenbrust ohne Haut, 100 g	102	1	9
Putenbrust und -schnitzel, 100 g	105	1	9

Lebensmittel, Menge (eßbarer Anteil)	Energie in kcal	Fett in g	Fett-kalorien in %
Wurst und Aufschnitt			
Corned beef, deutsch (Konserve), 100 g	126	3	21
Hareico Hademacher Schinkenmettwurst, 100 g	116	3	23
Lachsschinken ohne Fettrand, 100 g	107	2	17
Herta Westfälischer Saftschinken, 100 g	110	3	25
Eier			
Hünerei, Gewichtsklasse M, 58 g	97	6,1	57
Eiweiß von einem Hühnerei, 35 g	19	0,1	3
Fisch und Krustentiere			
Barsch, 100 g	81	1	11
Forelle, 100 g	103	3	24
Garnele (Krabbenfleisch), 100 g	87	1,4	14
Hecht, 100 g	82	1	10
Heilbutt (weißer), 100 g	101	2,3	21
Kabeljau (Dorsch), 100 g	75	0,6	7
Lengfisch, 100 g	80	0,7	8
Schellfisch, 100 g	77	0,6	7
Scholle, 100 g	86	1,9	20
Seelachs, 100 g	80	0,8	9
Seeteufel, 100 g	73	0,7	9
Seezunge, 100 g	83	1,4	15
Steinbutt, 100 g	82	1,7	19
Tintenfisch, 100 g	68	0,8	11
Zander, 100 g	83	0,7	8
Forelle, geräuchert, 100 g	120	4	30
Thunfisch naturell in Wasser (Dose), 100 g	113	0,5	4

Lebensmittel, Menge (eßbarer Anteil)	Energie in kcal	Fett in g	Fett-kalorien in %
Milch und Milchprodukte			
Buttermilch, 200 ml	78	1	12
Kakaotrunk (1,5 % Fett/fettarm), 200 ml	122	3	22
Milch (1,5 % Fett/fettarm), 200 ml	98	3	28
Magermilch (0,1 % Fett/entrahmt), 200 ml	72	0,2	3
Kondensmilch (4 % Fett), 100 ml	128	4,1	29
Molke, 200 ml	52	0,2	7
Joghurt (1,5 % Fett/fettarm), 150 g	76	2	24
Zott Jogolé Fruchtjoghurt, 100 g	79	0,1	1
Magerquark, 100 g	78	0,2	2
Müller Milchreis Schoko, 200 g	224	5,2	21
Zott Starfrucht, 100 g	99	2,8	25
Harzer Käse, 100 g	126	0,7	5
Obst und Gemüse haben wenig oder gar kein Fett.			
Ausnahme: Avocados und Oliven			
Alkoholfreie Getränke			
Natreen Eistee Zitrone/Pfirsich	12	0,1	8
Müller Multi – Vitamin Drink, 100 ml	55	0,1	2
Sauerkonserven			
Kühne Delikateß – Gurken „Spreewäder Art", 100 g	23	0,2	8
Kühne Petitos Cornichons „würzig-süß", 100 g	42	0,2	4
Kühne Silberzwiebeln, 100 g	34	0,3	8
Kühne Maiskölbchen, 100 g	41	0,5	11
Hengstenberg, Rote Beete Kugeln, 100 g	42	0,1	2
Hengstenberg Senfgurken, 100 g	33	0,2	5
Hengstenberg Mixed Pickles, 100 g	23	+	+

Lebensmittel, Menge (eßbarer Anteil)	Energie in kcal	Fett in g	Fett-kalorien in %
TK – Snacks			
bofrost Frühlingsrolle, 100 g	157	5	29
Dr. Schnetkamp Vollwertküche Gemüse-Rösti, 100 g	88	0,2	2
Iglo Kruston Frischkäse-Tomate, 100 g	235	7,2	28
Bistro Baguettes Champignon, 100 g	215	7	29
bofrost Bruschetta Schinken und Käse, 100 g	197	6	27
TK – Gerichte			
Bofrost Chin. Schweinefleisch süß-sauer, 100 g	140	4	26
Dr. Oetker Die Ofenfrische Pizza Paprika-Bolognese, 100 g	197	6	27
Dr. Oetker Die Ofenfrische Pizza Champignon, 100 g	175	5	26
Fertiggerichte auf Nudel-/Reisbasis			
Erasco 1-Portion Hühner-Reistopf, 100 g	55	1,3	11
Knorr Hüttensnack Waldpilzreis, Portion	308	8,5	25
Miracoli Maccaroni mit Tomatensoße	590	14	21
Miracoli Spaghetti mit Tomatensoße	655	14	19
Knorr Spaghetteria Pasta ai Fungi, 100 g	356	9	23
Maggi Pastaria Broccoli-Rollini in cremiger Broccoli-Sauce, 100 g	400	10,6	24
Beilagen aus Fertiggerichten (1 Portion)			
Erbsenpüree, 200 g	95	1	9
Maggi Kartoffelpüree mit Milch, 200 g	104	1,6	14
Maggi Kartoffelköße halb und halb, 90 g	108	0,3	2
Pfanni Rohe Kartoffelklöße, 90 g	289	0,9	3
Semmelknödel, 90 g	111	1,8	15
bofrost Pommes Frites extra, 100 g	122	3,9	29

Lebensmittel, Menge (eßbarer Anteil)	Energie in kcal	Fett in g	Fett-kalorien in %
Fertigsaucen			
Knorr Al Gusto Kräuter, 200 ml	64	2	28
Kraft Miracoli Pasta Sauce Tomate-Paprika, 100 g	40	0,3	7
Maggi Fix für Spaghetti Napoli, 100 g	351	9,8	25
Knorr Jägersauce (2,25 l Dose), 100 g	333	9	24
Hengstenberg Pizza Fix Oregano, 100 ml	53	0,3	5
Birkel Nudel up Tomate Kräuter, 100 ml	35	0,2	5
Würz-/Feinkostsaucen (1 Eßlöffel)			
Tomaten Ketuchp, 20 g	20	+	1
Kühne Asia Sauce, 20 g	17	0,2	10
Develey Zigeuner Sauce, 20 g	14	0,1	4
Bamboo Garden Chilli Sauce, 20 g	46	+	+
Lacroix Cumberland Sauce, 20 g	45	+	+
Lacroix Barbecue Sauce, 20 g	17	+	1
Kraft Feinkostsauce Knoblauch (rot), 20 g	19	0,1	5
Kühne Pace Taco Sauce, mild, 20 g	7	0,2	22
Kühne Pace Taco Sauce, hot, 20 g	7	0,2	22
Sojasauce, 15 g	11	+	+
Bahlsen Salsa Dip, mild, 20 g	26	+	1
Develey Mexicana, 20 g	18	0,3	15
Fertigsuppen			
Unox Heiße Tasse Champignon-Crème, 100 ml	42	0,9	19
Unox Heiße Tasse Chinesische Gemüsesuppe, süß-sauer, 100 ml	32	0,4	11
Unox Heiße Tasse Hühnersuppe, 100 ml	22	0,5	20
Du darfst Gemüsecreme-Suppe, 100 g	122	2	15
Du darfst Spinat-Nudel-Suppe, 100 g	142	4,2	27

Lebensmittel, Menge (eßbarer Anteil)	Energie in kcal	Fett in g	Fett-kalorien in %
Maggi 5 Minuten Terrine Nudeltopf mit Rindfleischklößchen, 100 ml	364	7,7	19
Maggi 5 Minuten Terrine Spaghetti in Tomatensoße, 100 g	389	11,8	27
Knorr Deftiger Linseneintopf mit Speck, 100 g	320	5	14
Knorr Erbswurst „gelb“ mit Speck, 100 g	333	11	30
Knorr Suppenliebe Frühlingssuppe, 100 g	315	5	14
Erasco Bohnensuppe, 100 g	79	2,6	30
Erasco Feine Suppen Indonesische Bihun Suppe, 100 g	68	1,6	21
Gefro Kartoffelsuppe, 100 g	16	0,4	23
Lacroix Französische Zwiebelsuppe, 100 g	21	0,4	17
Fertigsuppen aus Tüten			
Knorr Suppenliebe Buchstabensuppe, 100 ml	325	4	11
Maggi Guten Appetit-Suppen Blumenkohlsuppe, 100 ml	343	8,7	23
Maggi Internationale Spezialitäten Chinesische Wan Tan Suppe, 100 ml	379	10,3	27
Maggi Suppen Mahlzeit Spätzleeintopf mit Fleischklößchen, 100 ml	342	6,4	17
Maggi Meisterklasse Suppen Tomatensuppe Gärtnerin Art, 100 ml	338	8,1	22
Knorr Feinschmecker Italienische Gemüse-Suppe „Minestrone“, 100 ml	265	6	20
Knorr Tomatensuppe „Toscana“, 100 ml	342	10	26
Maggi Nudelspaß Hühner-Bouillon, 100 ml	332	1,4	4

Lebensmittel, Menge (eßbarer Anteil)	Energie in kcal	Fett in g	Fett-kalorien in %
Knabbereien			
LOW FETT 30 Schipps, 100 g	438	14	29
Bahlsen Party Club Salz, 100 g	133	0,1	1
Bahlsen Salzletten, 100 g	133	0,1	1
Leicht & Cross Grissini Classic, 100 g	389	7	16
Leicht & Cross Knusperwellen, 100 g	401	9	20
Seeberger Reis-Gebäck Japan Mix Katana, 100 g	397	4,8	11
GranoVita Bio Vollkorn-Brezeln, 100 g	364	9,4	23
Süßigkeiten			
Corny Riegel fruchtig herb, 25 g	104	2,6	22
Storck Super Dickmann's, 100 g	366	9	22
Haribo Goldbären, 100 g	340	+	+
Haribo Lakritz Schnecken, 100 g	294	+	+
Haribo Tropi Frutti, 100 g	350	+	+
Haribo Saure Pommes, 100 g	340	+	+
Haribo Phantasia, 100 g	340	+	+
Haribo Happy Cola, 100 g	340	+	+
Haribo Konfekt, 100 g	354	3,4	9
Haribo Würfel, 100 g	416	6,8	15
Haribo Stafetten, 100 g	345	+	+
Haribo Color Rado, 100 g	342	2,1	6
Nimm 2, 100 g	370	+	+
Werther's Original, 100 g	430	8,9	19
Nestle After Eight, 100 g	423	13	28
Piasten Schokolinsen, 442	442	14	29
3 Musketeers Schokoriegel, 100 g	430	13,3	28
Nappo, 100 g	391	6,7	15
Storck Campino Erdbeeren & Sahne, 100 g	424	8,5	18

Raus aus dem Sessel

Keine Bange, Sie sollen kein Sportcrack werden, aber ab und zu ein bißchen mehr Bewegung könnte auch Ihnen sicher nicht schaden – und wenn es ein Spezialprogramm ist für Leute mit Rückenproblemen, kaputten Gelenken oder schwachem Kreislauf. Ohne Bewegung, da können Sie sicher sein, wird Ihre Muskulatur immer schwächer, das Bindegewebe immer schlaffer und damit die Belastung für Ihre Problemzonen immer größer. Auch Ihr Herz ist ein Muskel, der mit Training besser funktioniert. Durch etwas mehr Bewegung können Sie Ihre Leistungsfähigkeit und Fitneß verbessern.

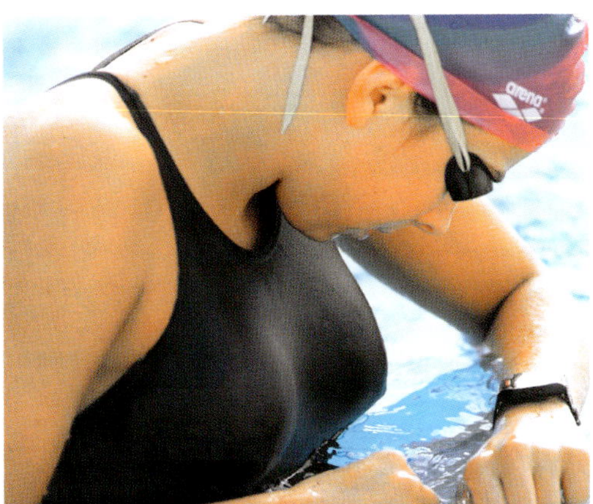

Da es alleine wenig Spaß macht, durch den Wald zu stiefeln, setzen Sie doch einfach eine kleine Anzeige in die Zeitung:
LOW FETT 30-Walken im Stadtwald ... wer macht mit? Ihre Telefonnummer dazu, und gespannt sein, wer anruft.
Oder in Ihrem Supermarkt eine Karte mit demselben Text aushängen. Das klappt schon. Nur Mut.

Also: Runter von der Couch!
Bauen Sie wieder Muskeln auf, verbessern Sie Ihre Ausdauer: Schlendern Sie nicht durch den Wald, walken Sie. Das ist der neudeutsche Ausdruck für äußerst flottes, kraftvolles Spazierengehen. Ausladende Schritte, die Arme mitnehmen, tief und regelmäßig durchatmen und das mindestens 45 Minuten lang, besser noch eine Stunde ... und mit Training auch eineinhalb Stunden. Im Idealfall zwei bis drei Mal in der Woche.

Wenn Sie lieber unter Anleitung Sport machen möchten, gehen Sie in ein gut geführtes Fitneßstudio. Sollten Sie von der

Kriterien für ein gutes Studio:

- Sie bekommen einen Termin für ein Beratungsgespräch.
- Man unterzieht Sie einem Einsteigertest (Belastungs-EKG, evtl. medizinische Untersuchung).
- Man bietet Ihnen ein Ernährungsprogramm/eine Ernährungsberatung an.
- Man empfiehlt Ihnen das Tragen eines Pulsmeßgerätes, damit Sie Ihr Ausdauertraining (Cardio-Training) effizient bei einer Pulsfrequenz von 130 bis 140 Schlägen pro Minute durchführen können.
- Bei Kursen (BOP, Fatburner, Rückengymnastik, Aerobic für Einsteiger etc.) kümmert sich der Trainer von Anfang an auch um Sie (nicht nur um die drei Besten in der ersten Reihe).
- Falls Sie im Kurs einen knallroten Kopf kriegen, sieht der Trainer nicht vornehm darüber hinweg, sondern empfiehlt Ihnen, die Übungen separat zu machen oder die Bewegungen mit halbem Tempo durchzuführen.
- Versuchen Sie einen Vertrag auf Monatsbasis zu bekommen, damit Sie nicht unter Teilnahmezwang geraten. Falls das nicht möglich ist, vereinbaren Sie ein Rücktrittsrecht innerhalb des ersten Monats. Denn wenn Sie mit der Betreuung im Studio nicht zufrieden sein sollten, haben Sie keine Möglichkeit, kurzfristig in ein besser geführtes Studio zu wechseln.

Empfangsdame am Tresen wegen Ihres Bäuchleins blöd angegrinst werden: Drehen Sie wieder um, das ist dann der falsche Club. Um das optimale Fitneßstudio zu finden, haben wir Ihnen ein paar Kriterien aufgelistet.

Essen und Sport

Vor dem Sport sollten Sie eine Apfelsaftschorle trinken und unmittelbar nach dem Training etwas essen... das verhindert, daß Sie über den Kühlschrank herfallen, sobald Sie zu Hause sind. Denn: Durch den Sport sinkt der Blutzuckerspiegel .... und das signalisiert dem Körper: Auffüllen!!! Wenn Sie nun mit einer moderaten Portion Kohlenhydrate (zum Beispiel einem Salatbaguette, einer Portion Nudeln mit Tomatensauce) dem Heißhunger vorbeugen, hat das Training nicht nur Muskeln gebracht, sondern auch den Verlust von Fett aus den Depots. Raffen Sie sich auf und treiben Sie Sport, vergessen Sie aber dabei das Essen nicht

Wenn die Waage stur bleibt

Jeder, der mit vollem Elan seinen Fettröllchen ans Fell geht, kommt an diesen Punkt: Der Frust beim Wiegen am Morgen.

Gestern den ganzen Tag Disziplin geübt, vernünftig gegessen, Sport gemacht, ordentlich geschwitzt und dabei viel Mineralwasser getrunken. Dennoch bleibt die Waage stur und beharrt auf dem gestrigen Gewicht.

Seien Sie nicht traurig: Waagen sind so. Waagen sind sadistisch, hinterlistig und gemein. Sie zeigen uns immer dann, wenn wir uns am meisten anstrengen, den geringsten Erfolg.

Bestrafen Sie Ihre Waage und besuchen Sie sie erst in drei Tagen wieder. Machen Sie aber mit Ihrem Programm trotzdem weiter! Das wird sie zur Vernunft bringen!!!

Vorsicht vor Schnelligkeit

Schnelligkeit ist nicht erforderlich, um Fett abzubauen. Die Fettverbrennung läuft bei 130 bis 140 Pulsschlägen optimal und bei dieser Pulsfrequenz können Sie sich gerade noch unterhalten. Es ist also nicht die Leistung entscheidend, sondern allein Ihre Pulsfrequenz. Das ist auch völlig logisch: Denn die Pulsfrequenz ist bei jedem Menschen das Indiz für seine individuelle Belastbarkeit und seinen Trainingszustand: Untrainierte Einsteiger erreichen einen Pulsschlag von 130 eben schneller und bei einer wesentlich niedrigeren Leistungsstufe als ihr durchtrainierter Sportlehrer. Mit dem Training verbessert sich aber von Mal zu Mal Ihre persönliche Fitneß.

Sie sollten in jedem Fall einen hochwertigen Pulsmesser von POLAR tragen, das verhindert, daß Sie beim Training nicht übertreiben. Falls Sie zwischendrin noch Lust auf Mehr haben, verstärken Sie ab und zu kurzfristig Ihr Tempo, bis Sie eine Pulsfrequenz von 160 erreicht haben und fahren Sie dann wieder auf 130 runter. Das steigert Ihre Leistungsfähigkeit.

Auch in Aerobic-Kursen ist Schnelligkeit nicht das Kriterium für Qualität, sondern eine möglichst perfekte, kraftvolle Ausführung der Übungen. Es ist in jedem Fall besser, die Übungen langsamer zu machen als unpräzise oder ohne entsprechenden Muskeleinsatz.

Wenn Ihnen Übungen zu anstrengend sind, vermindern Sie einfach das Tempo oder machen Sie nur die Arm- oder die Beinübungen. Das ist besser als eine kleine Pause.

Kleinvieh macht auch Mist

Falls Sie sich noch nicht für ein richtiges Sportprogramm entscheiden können, gehen Sie einfach dynamischer durch's Leben. Spannen Sie Ihre Muskeln beim Gehen an, und beginnen Sie den Tag noch im Bett mit einer kleinen Gymnastik: Spannung in die Armmuskeln, dann in die Oberschenkelmuskeln, heben Sie den Popo und den Bauch an, ein Bein hoch und wieder senken ... oder noch besser: Besorgen Sie sich ein Video mit Trainingseinheiten von zehn bis fünfzehn Minuten pro Tag. Das kann man auch über einen längeren Zeitraum beibehalten. Bei den üblichen 60-Minuten-Videos ist der Ausstieg vorprogrammiert; es ist unrealistisch, auch noch regelmäßig 60 Minuten vor dem Fernseher Gymnastik zu machen, wenn man einen ausgefüllten Tag hatte und die Familie lieber den Krimi oder die Vorabend-Soap sehen möchte.

Weitere Adressen, die Ihnen weiterhelfen könnten

Deutsche Gesellschaft für Ernährung
Im Vogelsang 40
60488 Frankfurt
Tel.: 069/9768030

Verband für unabhängige
Gesundheitsberatung
Keplerstr. 1
35390 Gießen
Tel.: 0641/77785

Arbeitsgemeinschaft
der Verbraucherverbände
Heilsbacherstr. 20
53123 Bonn
Tel.: 0228/64890

Bundeszentrale für
gesundheitliche Aufklärung
Ostmerheimer Str. 220
51109 Köln
Tel.: 0221/89920

Rezeptverzeichnis nach Kapiteln

Frühstück und Zwischenmahlzeiten

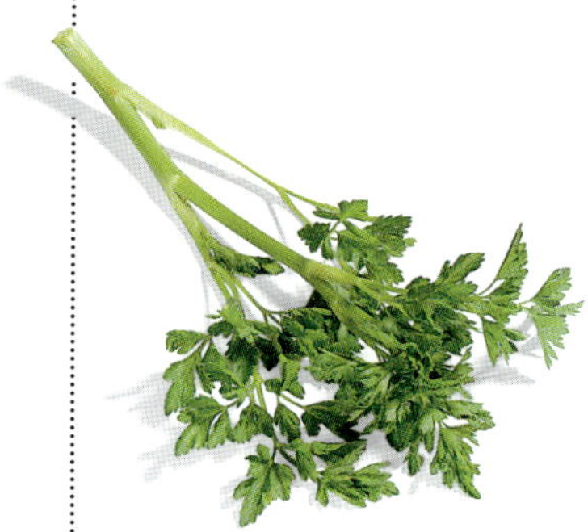

Kleine Gerichte und Salate

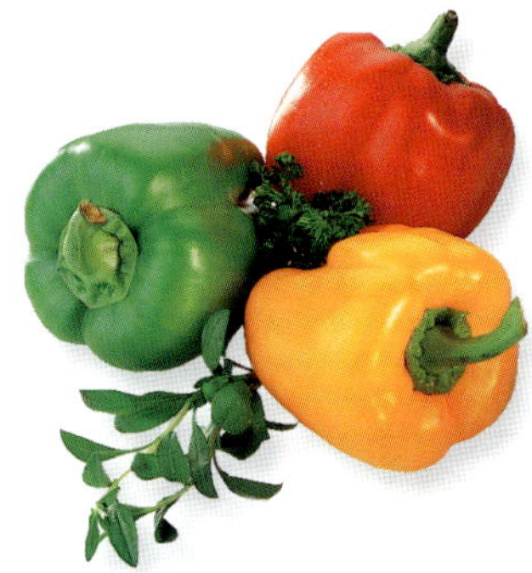

Hauptgerichte mit Fleisch

Hauptgerichte mit Fisch

Hauptgerichte mit Gemüse

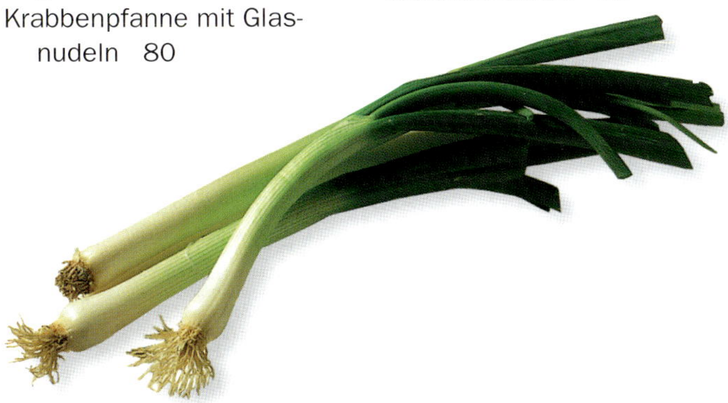

Desserts und Kuchen

Rezeptverzeichnis

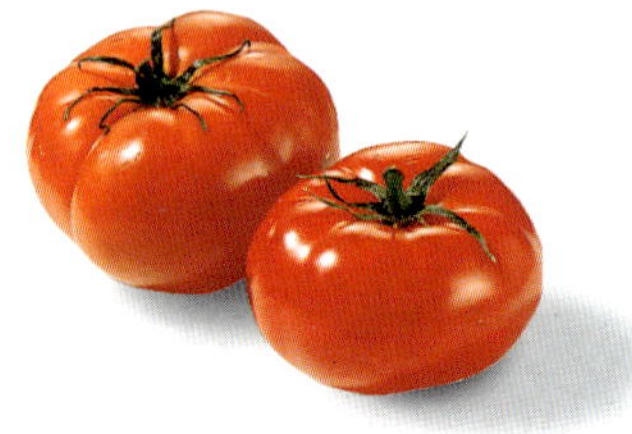

Register

Mehr zum Thema Low Fett 30 finden Sie im Internet unter www.lowfett.de

Dieses Buch wurde auf chlorfrei gebleichtem
und säurefreiem Papier gedruckt.

ISBN 3 8094 1393 3

Umschlaggestaltung: Therese und Horst Rothe, Niedernhausen
Gestaltung: Horst Bachmann
Redaktion: Anja Halveland
Bildbeschaffung: Karin Herty
Herstellung: JUNGMEDIENPARTNER, Niedernhausen
Umschlagfotos: Klaus Arras, Köln
Rezeptfotos: Ulrich Kopp, Füssen: S. 26/27, 29, 31, 33, 34, 37, 39, 41, 43, 45, 47, 49, 73, 77, 81, 83, 95, 107, 109; **FALKEN Archiv: M. Brauner:** S. 85, 97, 98, 99, 102, 105 / **W. Feiler:** S. 100 / **Ulrich Kopp:** S. 63, 65, 67, 69 / **Fotostudio Poggenpohl:** S. 51, 53, 55, 57, 59, 71, 87, 89, 91/ **R. Schmitz:** S. 61 / **TLC:** S. 75, 79, 93
Die Bilder auf Seite 119 und 120 wurden dem FALKEN Verlag freundlicherweise von der Polar Elektro GmbH, Büttelborn zur Verfügung gestellt.

Satz: FALKEN Verlag, Niedernhausen/Ts.
Druck: Neografia, Martin
Printed in Slovakia

817 2635 4453 2671